U0338514

常见病防治

随身查

梁晓亮 编著

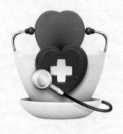

天津出版传媒集团

天津科学技术出版社

图书在版编目（CIP）数据

常见病防治随身查 / 梁晓亮编著 . — 天津：天津科学
技术出版社，2013.7（2024.3 重印）

ISBN 978-7-5308-8136-1

Ⅰ . ①常… Ⅱ . ①梁… Ⅲ . ①常见病—防治Ⅳ . ① R4

中国版本图书馆 CIP 数据核字（2013）第 168116 号

常见病防治随身查
CHANGJIANBING FANGZHI SUISHENCHA

策划编辑：杨　譞

责任编辑：孟祥刚

责任印制：兰　毅

出　　版：天津出版传媒集团
　　　　　天津科学技术出版社

地　　址：天津市西康路 35 号

邮　　编：300051

电　　话：（022）23332490

网　　址：www.tjkjcbs.com.cn

发　　行：新华书店经销

印　　刷：三河市万龙印装有限公司

开本 880×1230　1/64　印张 5　字数 176 000
2024 年 3 月第 1 版第 3 次印刷
定价：58.00 元

随着科学技术的进步及物质、文化生活水平的不断提高，广大群众的自我保健意识逐渐增强，特别是对了解和掌握一些常见病、多发病防治知识的要求越来越迫切。自我防病治病，维护和促进身体的健康，这是完全可行的。如果能做到对自身和家人的身体状况有较为清楚的了解，随时监测身体的各项指标，判断身体发出的各种信号，就完全有可能根据实际情况选择合适的自疗妙方，从而免去上医院求医的种种麻烦。

在治疗一些小病小痛方面，医生的治疗的确能缩短病程，缓解症状，但是还有一个大家所不知道的真相是：许多疾病是可以通过身体自愈能力来治愈的。医生用药后反而会抑制身体本身的自愈能力，久而久之，人体会开始依赖医药。在治疗慢性病如糖尿病、高血压方面，由于这些疾病是当前医学界尚未攻克的难题，医生并不能真正治愈它。因此，治疗过程中起着主体作用的仍是患者自己，患者只有长期坚持不懈地进行自我治疗和护理，才能真正控制病情，提高生活质量，延长寿命。在预防疾病，积极地做好自我保健方面，这更是医生难以做到的。只有自己根据自身体质和具体的生活环境，分析当前不良的生活方式所带来的害处，积极地选择不生病的生活方式，并持之以恒坚持下去，才能真正达到防病的目的。

《常见病防治随身查》就是围绕防病和治病这两个中心展开的。本书以实用为原则，为读者朋友选择了200多种日常常见病的预防和治疗方法，摒弃了大而全的疾病知识和理论分析，精选疾病的前期症状、容易诱发该病的一些日常因素，日常的一些护理技巧，并给读者朋友们提出了在什么情况下需要就医的建议。我们希望此书能够成为你不说话的随身医生，随时为你消除身体的不适，将疾病扼杀在摇篮状态，为你提供最贴心的健康服务，为你和你家人的健康保驾护航。

目录

第一章 心血管系统疾病

第二章 呼吸系统疾病

第三章 脑和神经系统疾病

第四章 消化系统疾病

第五章 泌尿系统疾病

第六章 生殖系统疾病

第七章 内分泌系统疾病

第八章 传染和感染性疾病

第九章　骨骼、肌肉和关节疾病

第十章　耳部疾病

第十三章 口腔疾病

第一章

心血管系统疾病

心脏和循环系统也就是心血管系统，协助供给人体氧气以及其他溶解在血液中的养分。系统中关键的驱动器官便是心脏，它虽然构造简单但却非常重要。每一次心脏的搏动都会运载充分的氧气和养分，通过繁杂的输送管（血管）将养分输送到身体各个器官。血液在血管中流动，构成身体的循环系统。

冠心病

所属部位：胸部	多发人群：中老年人群
就诊科室：心血管内科	传染性：无传染性

冠状动脉性心脏病的简称。医生称之为生活方式疾病，通常起因于我们自己的所作所为，如缺乏运动；吃得太多；不健康的食品吃得很多而健康的食品吃得太少；超重等。吸烟者发病的危险性更高。

✳ 主要症状

早期症状不明显，后期的主要症状是体力劳动后胸腔疼痛（心绞痛）或者冠心病发作。一些患者可能会心律失常，导致心悸和头晕。

✳ 危险因素

早期症状不明显，后期的主要症状是体力劳动后胸腔疼痛（心绞痛）或者冠心病发作。一些患者可能会心率失常，导致心悸和头晕。

✳ 疾病防治

【预防】规律地定期体检、健康膳食、控制体重、规律运动、控制情绪、戒烟、维持血糖正常、防治糖尿病、维持血脂正常、防治高脂血症。

【治疗】手术治疗。

❋ 护理

❶预防重于治疗：如高血压、高脂血症、糖尿病等应及早治疗。

❷维持愉快平稳的心情，维持理想体重。随身携带药片。

❸养成每日运动的习惯，每次运动 20 ~ 60 分钟为宜，可渐进增加。

（1）避免闭气用力活动，如举重、拔河、推重物等。

（2）运动时如有任何不舒服应立即休息（必要时先服药）。

❹均衡的饮食习惯及适当的热量控制（勿暴饮暴食）：以低盐、低胆固醇、低脂肪及高纤维饮食为主。

❺禁烟、少酒或少刺激性饮料。

❻定期返院复查，并按时正确服用药物。

❋ 注意事项

如有以下症状，请尽早去看医生：

· 休息时胸部疼痛或压迫感。

· 体力活动（如登楼梯或跑步）时出现胸痛或压迫感。

· 体力活动时出现呼吸短促。

· 休息后胸痛缓解。

· 头晕、恶心、出汗或呼吸困难。

高血压

所属部位：全身	多发人群：中老年人群
就诊科室：心血管内科	传染性：无传染性

长期血压偏高，我们称之为高血压，是诱发心脏病及其发作或者中风的主要因素。发病原因不清楚地称之为原发性高血压，目前无法根治，但可控制。多数患者是原发性高血压。源于长期肾脏疾患、甲状腺疾病、肾上腺异常以及用药不当等基础疾病或情况的高血压称之为继发性高血压，可通过治疗基础病或情况得以根治。

✳ 主要症状

早期常常无症状，当出现严重头痛、心悸或呼吸困难时，则已导致靶器官受损。如不治疗，即使没有症状，高血压也可导致一系列健康问题，如动脉粥样硬化、心脏扩大、肾脏受损、中风、眼睛损伤等。

✳ 危险因素

高血压是家族遗传病，但是医生认为另一些因素也能够引发高血压，这些因素与患心脏病的因素非常相似。

· 年龄增长（当你的年龄增长时，动脉硬化，会诱发高血压）。

· 体重增加。

· 过量饮酒。

· 吸烟。

· 饮食过咸。

✳ 高血压病人的自我调理

1. 保持心情舒畅，坚持服药。

2. 饮食清淡，适量运动。

3. 节食减肥，控制体重。

4. 合理休息，常测血压。

✳ 疾病防治

❶ 改变生活方式

保持健康的体重、规律锻炼、减少盐的摄入量、限制饮酒、不要吸烟、控制压力等。

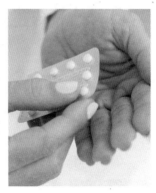

❷ 药物治疗

当改变生活方式无法控制血压时，医生常常处方降压药。多数患者需终生服药。

心肌梗死

所属部位：胸部	多发人群：中老年人群
就诊科室：心血管内科	传 染 性：无传染性

心肌梗死是冠状动脉闭塞，血流中断，使部分心肌因严重的持久性缺血而发生局部坏死。临床上有剧烈而较持久的胸骨后疼痛。心肌梗死是心脏病患者的最常见死亡原因。

✳ 主要症状

❶胸前区的突然疼痛，头晕、呼吸困难、出汗、畏寒、恶心、焦虑不安或虚弱。

❷心脏有紧缩感、压迫感、发胀或压榨感。

❸疼痛常较为剧烈，可波及背部、左上肢、颈部、下颌、上腹部，有时甚至可右上肢。

❹可持续发作或持续数分钟，逐渐减退，然后可再次发作。

❺心跳不规律。疼痛不能因休息或含服硝酸甘油（用于缓解心绞痛的药物）而缓解。

❻有时嘴唇、手足轻微发青。

✳ 危险因素

家族史、性别、血脂异常、血压、吸烟、糖尿病、缺乏运动、肥胖、饮酒、压力等。

✱ **疾病防治**

    以下措施有助于预防再次心肌梗死：

❶规律检查、控制血压、经常检测血脂水平、不要吸烟或使用其他烟草产品。

❷控制体重，低脂饮食，多食用全谷类以及新鲜水果及蔬菜，规律运动。

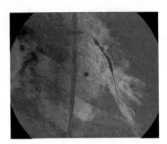

这张动脉X线片显示了血管成形术。气球（橙色）已达到阻塞部位并被充气以扩张血管。

❸控制压力，适当饮酒，按医嘱服药（必须严格遵循）。

    心肌梗死发作时尽早治疗可大大提高生存机会。治疗手段包括药物、外科手术（如血管成形术）或两者同时进行，这依赖于全身状况以及心肌损伤的程度。

充血性心力衰竭

所属部位：胸部	多发人群：多见于老年人
就诊科室：心血管内科	传 染 性：无传染性

是指心脏当时不能搏出同静脉回流及身体组织代谢所需相称的血液供应。往往由各种疾病引起心肌收缩能力减弱，从而使心脏的血液输出量减少，不足以满足机体的需要，并由此产生一系列症状和体征。

✳ 主要症状

· 夜间阵发性呼吸困难和(或)睡眠时憋醒。

· 胸痛及反复咳血色泡沫样痰。

· 如果站立过久，双腿、踝部及双脚可能出现水肿。

· 低血压、头晕以及意识模糊。

· 食欲减低而体重增加。

✳ 疾病防治

· 改变生活方式

戒烟、控制体重、少吃脂肪、减少咖啡因及钠盐的摄入、少吃多餐以增加营养物质的吸收等。

· 药物治疗

如利尿剂、血管紧张素转换酶抑制剂等。

心房颤动和心房扑动

所属部位：胸部　　　　多发人群：多见于老年人
就诊科室：心血管内科　传染性：无传染性

心房颤动和心房扑动时，心房（心脏的两个上腔）收缩不规律，与心室（心脏的两个下腔，具有泵血功能）收缩不同步。这些不协调的心跳有损心脏的泵血能力。心房扑动与心房颤动类似，区别在于前者心肌收缩更为规律，频率较低。

✷ 主要症状

心房颤动和扑动通常无症状，可表现为心悸、虚弱、头晕、胸痛或晕厥。有些具有心力衰竭的症状，比如呼吸困难或疲劳。如你有上述症状，请立即看医生。

✷ 疾病防治

· 改变生活方式
如食用有利于心脏的膳食；减少钠盐、咖啡因、酒精的摄入；规律运动；控制体重；戒烟；控制压力等。
· 药物治疗
洋地黄类、β-受体阻滞剂、抗凝药等。

心律失常

| 所属部位：胸部 | 多发人群：多见于老年人 |
| 就诊科室：心血管内科 | 传染性：无传染性 |

正常成人的心率为每分钟 60～100 次，可有轻微的变化。两种主要的心律失常为心动过缓（静息心率低于每分钟 60 次）和心动过速（静息心率大于每分钟 100 次）。

✳ 主要症状

心律失常的可能症状包括心悸、头晕、昏厥、呼吸困难、胸痛等。

✳ 疾病防治

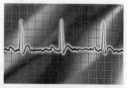

这张心电图展示了心跳正常时的心电检测信号。

· 轻微的心律失常一般不需要治疗。

· 有些严重心律失常需外科治疗。如冠脉搭桥术或冠状动脉血管成形术。

很多心律失常需在胸部皮下植入临时或永久心脏起搏器。

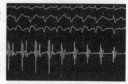

这张心电图展示了心律失常时的心电检测信号，此时为心动加速。

心脏传导阻滞

所属部位：胸部　　　　多发人群：多见于老年人
就诊科室：心血管内科　传染性：无传染性

　　心脏传导系统是由窦房结、房室结、房室束、左右束支及其分支组成。它担负着心脏起搏和传导冲动的功能，保证心房心室协同收缩。冲动在心脏传导系统的任何部位传导均可发生阻滞。如发生在窦房结与心房之间，称窦房传导阻滞；在心房与心室之间，称房室传导阻滞；位于心房内称房内传导阻滞；位于心室内，称室内传导阻滞。心脏传导阻滞随着年龄的增长而增加，常见于老年人。

✲ 主要症状

　　多数患者第一度及第二度心脏传导阻滞没有症状。第三度心脏传导阻滞可导致意识突然丧失、抽搐或中风。有些第三度心脏传导阻滞患者可出现心力衰竭症状，比如呼吸困难或乏力等。

✲ 疾病防治

　　如果医生确定你的症状源于心脏本身的自然起搏器问题，医生可能推荐植入临时或永久的心脏起搏器以便调节心搏。

阵发性房性心动过速

所属部位：胸部　　　　多发人群：多见于老年人
就诊科室：心血管内科　传　染　性：无传染性

正常成人的心率在每分钟 60 ~ 100 次，体力活动时增至每分钟 160 次左右。阵发性房性心动过速时心率快速增至每分钟 160 次以上（无体力活动），可持续 1 分钟至数天。

✱ 主要症状

大多数病人心动过速突然发作，突然中止。发作时有心悸、心前区不适感、恶心、呕吐，偶可多尿；原有心脏病者可出现心绞痛、昏厥、血压下降或心力衰竭。发作时心率快而齐，160 ~ 220 次 / 分钟，有反复发作和发作渐频的趋向。

✱ 疾病防治

如你有心悸症状，可通过屏气、慢慢地饮用冷水或用冷水敷面部等办法尽量降低心率。若效果不明显，可做尽力排便的动作，有时可能纠正心律失常。

减少饮酒及咖啡，戒烟。按摩颈动脉以降低心率。处方口服药以降低心肌的兴奋性、预防心率增快。严重患者，医生可能建议采用在浅麻醉下电击心脏。

二尖瓣狭窄

所属部位：胸部	多发人群：所有
就诊科室：心血管内科	传 染 性：无传染性

当位于左心房和左心室之间的二尖瓣产生瘢痕，瓣叶粘连，以致通道异常狭窄时，也就发生了二尖瓣狭窄。

✱ 主要症状

主要症状为呼吸困难，常发生于劳累时，但也发生于夜间或平卧时。

可能突然憋醒，感觉似乎无法呼吸。

可能咳少量血或粉红色泡沫样痰。

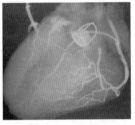

当心脏瓣膜工作异常时，应进行瓣膜置换以预防心脏衰竭，即用机械瓣膜（见上图）替换损坏的自体瓣膜。

✱ 疾病防治

应避免剧烈体力活动，呼吸困难者应减少体力活动，定期复查。抗风湿活动、抗感染以及其他各种诱发因素的纠正。纠正心力衰竭及其他并发症。手术治疗，如二尖瓣球囊成形术。

二尖瓣脱垂

所属部位：胸部　　　　　多发人群：所有
就诊科室：心血管内科　　传 染 性：无传染性

二尖瓣脱垂是一种二尖瓣畸形，有时产生二尖瓣反流。二尖瓣脱垂产生的声音称为心脏杂音，医生可用听诊器听到。

✳ 主要症状

二尖瓣脱垂的症状包括胸痛、心律失常、呼吸困难或虚弱，但多数患者没有症状。

✳ 危险因素

病因常常不明，可能为瓣膜的结缔组织的先天性缺陷，以至于瓣膜易于凸出。少数情况源自风湿热、心脏病或心肌病。

✳ 疾病防治

二尖瓣脱垂通常不需要治疗。但不管是二尖瓣脱垂或反流，在任何牙科或外科手术前均应使用抗生素预防感染性心内膜炎。当二尖瓣脱垂严重到引起心力衰竭时，医生可能应用 β‑受体阻滞剂、利尿剂或者洋地黄类药，医生也可能推荐行瓣膜置换术。

二尖瓣反流

所属部位：胸部   多发人群：所有
就诊科室：心血管内科 传 染 性：无传染性

  如果二尖瓣不能正确关闭，则通过心脏的血流自左心室（心脏的其中一个下腔）回流至左心房（心脏的其中一个上腔），这种情况称之为二尖瓣反流或二尖瓣关闭不全，可增加心脏负荷，导致心室扩大。左心房也因此扩大。

✸ 主要症状

  许多二尖瓣反流患者无自觉症状，有些患者有呼吸困难、虚弱或其他充血性心力衰竭症状。增加的心肌负荷损伤左心室，妨碍左心室正常收缩，干扰其泵血功能。

✸ 疾病防治

  无症状的二尖瓣反流患者不需要治疗。如果你患有二尖瓣反流，那么在外科手术或牙科手术以前，医生会建议你应用抗生素预防感染性心内膜炎。

  可能用利尿剂以便利尿消肿。但是由于利尿剂可导致血钾丢失，医生可能予以补钾。如果症状严重，医生可能推荐行外科修补或瓣膜置换。

主动脉瓣狭窄

所属部位：胸部	多发人群：所有人群
就诊科室：心血管内科	传染性：无传染性

指由于风湿性、先天畸形、瓣膜结构老化等原因导致主动脉瓣病变，致使主动脉瓣开放受限。随着病变的进展可出现主动脉瓣狭窄的临床三联症：劳累性呼吸困难、心绞痛和晕厥。

✳ 主要症状

起初没有症状，随着病情的加重逐渐出现活动时或活动后呼吸困难。也可出现胸痛、头晕或用力时晕厥。最终出现心力衰竭症状，如踝部水肿、气短或疲劳。

✳ 疾病防治

轻度狭窄，建议避免剧烈运动。建议做规律适度的锻炼，如步行等。在任何牙科治疗或外科手术前均应使用抗生素预防感染性心内膜炎。每年到心脏病专家那里做一次体检。

外科治疗是有症状的主动脉瓣狭窄的常用治疗方法。

主动脉瓣关闭不全

所属部位：胸部	多发人群：所有人群
就诊科室：心血管内科，心胸外科	传染性：无传染性

如果主动脉瓣（位于主动脉及左心室之间的瓣膜）不能正确关闭，也就形成主动脉瓣关闭不全。左心室通过主动脉将血液泵至机体组织，如果主动脉瓣不能正确关闭，血液回流至左心室，产生心脏杂音，医生用听诊器可以听到。

✳ 主要症状

❶心悸、劳力性呼吸困难、胸痛。

❷心绞痛可在活动时和静息时发生，持续时间较长，对硝酸甘油反应不佳。

❸晕厥、疲乏，活动耐力显著下降。

❹过度出汗，尤其是在出现夜间阵发性呼吸困难或夜间心绞痛发作时。

❺晚期右心衰竭时可出现肝脏瘀血肿大，有触痛，踝部水肿，胸腔积液或腹水。

✳ 疾病防治

主动脉瓣关闭不全的治疗与主动脉瓣狭窄的治疗类似，常需要进行外科瓣膜置换术。

感染性心内膜炎

所属部位：胸部	多发人群：所有人群
就诊科室：心血管内科，心胸外科	传染性：无传染性

感染性心内膜炎指因细菌、真菌和其他微生物（如病毒、立克次体、衣原体、螺旋体等）直接感染而产生心瓣膜或心室壁内膜的炎症，常伴赘生物形成。赘生物为大小不等、形状不一的血小板和纤维素团块，内含大量微生物和少量炎症细胞。

✳ 主要症状

发热（常低于38.9℃）、畏寒（特别是细菌侵入血流时）、头痛、关节疼痛、疲乏和食欲减退。如果瓣膜受损，最终可导致心力衰竭。如果有血栓形成，其症状决定于血栓部位，如手脚血栓形成，在手指或足趾末端形成痛性斑块，或指甲后小瘀斑。大脑血栓形成可致中风。细菌性心内膜炎也可能引起贫血和肾脏疾病。

✳ 危险因素

常多发于原已有病的心脏，近年来发生于原无心脏病变者日益增多，尤其见于接受长时间经静脉治疗、静脉注射麻醉药成瘾、由药物或疾病引起免疫功能抑制的患者。

✳ 疾病防治

药物治疗

如选择较大剂量的青霉素类、链霉素、头孢菌素类等杀菌剂。如果在感染后6周内得到有效诊断和治疗，那么消灭感染的概率可达90%。长期疗效有赖于瓣膜的损伤程度。

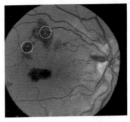

Roth点（画圆处）是细菌性内膜炎在视网膜上的典型表现，它是一种被出血点围绕的白色斑点。

手术治疗

当有下列指征出现时需要进行手术治疗：心力衰竭加重、感染无法控制、人工瓣膜、心肌的脓肿。

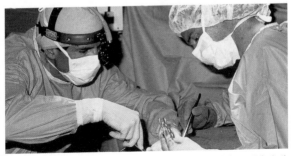

当人工瓣膜被心内膜炎影响时，需要进行外科手术，因为这种感染很难被抗生素治愈。

肺动脉高压

所属部位：胸部	多发人群：所有人群
就诊科室：心血管内科	传 染 性：无传染性

肺动脉高压也即肺脏中的血压增高。增高的压力导致动脉增厚，阻塞血流。心脏为了代偿，右心室变得扩大。增加的心脏负荷最终导致心力衰竭。女性肺动脉高压患者是男性患者的 5 倍。常年在高海拔高度生活的人肺动脉高压的危险性增加。

✳ 主要症状

心绞痛、下肢水肿、劳力性呼吸困难、声音嘶哑、晕厥、咯血、胸痛、乏力。

✳ 疾病防治

❶通过休息、氧疗和利尿剂可缓解肺动脉高压所致的心力衰竭。

❷有些情况，应用血管扩张剂可有效降低肺动脉压力。

❸心肺移植手术。风险较大，只有当其他治疗不成功时采用。

心肌炎

所属部位：胸部	多发人群：青壮年人群
就诊科室：心胸外科	传染性：无传染性

心肌炎是一种心肌病，为感染（通常为病毒引起）的少见并发症。近年来病毒性心肌炎的相对发病率不断增加。病情轻重不同，表现差异很大，婴幼儿病情多较重，成年人多较轻，轻者可无明显病状，重者可并发严重心律失常，心功能不全甚至猝死。

✳ 主要症状

心肌炎的症状变化多端，如疲乏、发热、胸闷、气短、头晕等，但也可能只有心悸（明显感觉到自己的心跳）、手脚浮肿等。重症患者（如由白喉引起的）可出现心力衰竭、三度心脏传导阻滞甚至猝死等。

✳ 危险因素

感染、理化因素、药物等，最常见的是病毒性心肌炎，其中又以肠道病毒，尤其是柯萨奇 B 病毒感染最多见。

✳ 疾病防治

患病毒性心肌炎后，一般应休息 3 个月。以后如无症状，可逐步恢复工作与正常学习，但仍应注意不要劳累，1 年内不能从事体力劳动与运动。此外，要注意合理饮食，多食新鲜蔬菜、水果，保证营养平衡。要保证有足够的睡眠与休息，避免感冒，否则易复发。反复发作可转变为慢性心肌炎、心肌病、危害终身。

病毒性心肌炎患者可口服一些抗病毒药物如吗啉胍，中药板蓝根、金银花、连翘等；风湿性心肌炎患者在风湿活动期进行抗风湿治疗，如给以抗生素静脉滴注等，梅毒性心肌炎患者需同时进行驱梅治疗等一系列措施，以去除或控制导致心肌损害的病因。防止病情进一步发展。

❋ 小心小儿心肌炎

小儿心肌炎患者，往往先出现感冒症状，如发热、咳嗽、咽痛、流涕、全身不适、恶心呕吐、腹痛、腹泻，有些还有关节痛、肌肉痛。慢慢地这些症状逐渐好转或消失，而心脏异常的征象开始出现：心跳加快或明显减慢，或者出现停搏，不规则。宝宝的精神萎靡、脸色苍白、无力、多汗，食欲缺乏或反复出现恶心呕吐，上腹部疼痛；或诉说头痛、头晕、心悸、胸闷、心前区不适或疼痛。严重者还可见到脸面浮肿、不能平卧、气促等心脏功能不全的表现。有些宝宝会突然心跳变慢，每分钟只有 20 ~ 30 次，导致了急性脑缺血，引起抽风发作或意外发生，直接威胁生命。

营养性心肌病

所属部位：胸部　　　　多发人群：所有人
就诊科室：心胸外科　　传 染 性：无传染性

　　心肌可能受毒素损害。很多重症中毒性心肌病常发生于酗酒人群。过度饮酒可致心肌中毒。少数情况，维生素 B_1 摄入不足（常见于酗酒者）也可引起心肌病。

✱ 主要症状

　　营养性心肌病的症状因人而异，包括心悸、心跳不规律或心动过速、手足水肿等。因为心肌受损可导致心房颤动或心力衰竭等疾病，因此有的病人也会有这些疾病的症状。

✱ 危险因素

　　酗酒。

✱ 疾病防治

　　医生可能建议患有营养性心肌病的患者不要饮酒。改变饮食习惯，多摄入维生素。

　　约 1/3 患者戒酒后症状改善。其余 2/3 患者的治疗类似心力衰竭的治疗。

肥厚型心肌病

所属部位：胸部	多发人群：所有
就诊科室：心血管内科	传 染 性：无传染性

是一种以心肌进行性肥厚、心室腔进行性缩小为特征，以左心室血液充盈受阻、舒张期顺应性下降为基本病理特点的心肌疾病。

✳ 主要症状

症状包括疲劳、胸痛、气短以及心悸等。

✳ 危险因素

❶遗传性因素。
❷钙调节紊乱。

✳ 疾病防治

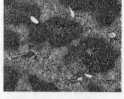

组织中沉积的变异蛋白发生淀粉样变性病（肝脏切片显微图）。若此病发生在心脏中，就可以导致心肌病。

肥厚型心肌病无特异治疗方法，但应用 β - 受体阻滞剂（有助于降低心率）以及利尿剂（去除多余的体液）可缓解症状。钙离子通道阻滞剂可有效改善心脏的充血。如果症状严重，特别是心脏血流受阻时，外科手术切除多余的心肌可显著改善症状。有些肥厚型心肌病患者出现心力衰竭，可能需要行心脏移植。

急性心包炎

所属部位：胸部	多发人群：全体
就诊科室：心血管内科,心胸外科	传 染 性：无传染性

心包炎是心包（包裹心脏的膜）的炎症。心包发炎时，心包和心脏之间液体积聚（也称为心包积液）。

✱ 主要症状

严重胸痛，常位于胸部正中，可放射至左肩部。深吸气、咳嗽或扭动身体时疼痛加重。

可能有气短及低热。

✱ 疾病防治

积极治疗原发病，如结核病、风湿热、败血症等。同时应加强锻炼，提高机体抵抗力。

因病毒感染所致的急性心包炎常可自愈而无需治疗。如果疼痛严重，医生可能应用非甾体消炎药（如阿司匹林、布洛芬或者吲哚美辛等）。医生也可能进行心包穿刺抽取液体，减轻心包压力。

少数情况下，如心肌梗死后数周出现急性心包炎，医生可能应用糖皮质激素消炎。当急性心包炎源于结缔组织病或代谢性疾病时，必须治疗基础疾病。

缩窄性心包炎

所属部位：胸部
就诊科室：心血管内科

多发人群：全体
传染性：无传染性

缩窄性心包炎的发病过程不同于急性心包炎。缩窄性心包炎常为长期的炎症所致，通常原因不明，有时源于慢性感染如肺结核、放疗等，致使心包增厚、瘢痕以及收缩，以致心脏充盈受限。因肺结核不再广泛传播以及放射技术的改进，所以缩窄性心包炎不常见。

✳ 主要症状

心包缩窄多于急性心包炎后 1 年内形成，少数可长达数年。

常见症状为呼吸困难、疲乏、食欲缺乏、上腹胀或疼痛；呼吸困难为劳力性，主要与每搏输出量降低有关。

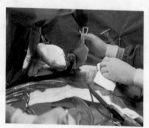

顽固性心包积液需通过手术治疗，可移除一小片心包组织使积液排出。

✳ 疾病防治

缩窄性心包炎可通过外科手术（称为心包切除术）来治疗。

动脉栓塞

所属部位：全身

就诊科室：心血管内科

多发人群：45岁以上男性

传 染 性：无传染性

是一种全身性疾患。可以发生在全身大、中动脉，但以腹主动脉远侧及髂－股－腘动脉最为多见，病变后期可以累及腘动脉远侧的主干动脉。由于动脉腔狭窄或闭塞，引起下肢动脉慢性缺血的临床表现。

✳ 主要症状

疼痛伴随麻木或针刺感可能为最早期的症状，最终感觉消失、无力、发凉。上肢或下肢出现栓塞，开始表现为皮肤苍白，随后因血流缓慢、缺氧的血红蛋白增多而皮肤发紫。

✳ 危险因素

高脂血症、高血压、吸烟、糖尿病、肥胖和高密度脂蛋白低下等，是易患因素，亦是预防的重点。

✳ 疾病防治

❶积极治疗心脏病。

❷降低脂肪摄入、清淡饮食、戒烟、减肥。

❸定期进行心血管彩超、血脂、血黏度等检查。

动脉瘤

所属部位：胸部	多发人群：全体
就诊科室：心血管内科	传染性：无传染性

动脉瘤是损伤或薄弱的动脉壁异常膨出。当动脉壁损伤或变薄时，通过动脉的血流压力可引起病变部位向外膨出。动脉瘤可在任何动脉形成，但常发生于主动脉（机体的大动脉）或脑动脉。

❋ 主要症状

胸痛、背痛、声音嘶哑、气短、吞咽困难或者持续咳嗽。胸主动脉的夹层动脉瘤常引起严重的胸痛以及呼吸困难，甚至心肌梗死。腹部表面可见到搏动性包块。腹部严重绞痛。

上下肢的外周动脉瘤少见，危险性较小，但膝后的动脉瘤可突然凝血、阻断血流，引起下肢坏疽。

❋ 危险因素

动脉壁的缺陷、动脉炎症、动脉壁损伤。

❋ 预防

健康的生活方式（包括低脂饮食、规律锻炼、不吸烟、控制压力等），服用降胆固醇药物或降压药，有助于预防和减缓动脉粥样硬化的进展，有助于控制血压，从而降低动脉瘤的危险。

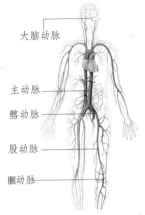

大脑动脉

主动脉

髂动脉

股动脉

腘动脉

✳ 治疗

　　动脉瘤的治疗常需要外科手术，即手术修复或应用小的塑料管取代受累的动脉部分。若没有其他健康问题，多数胸主动脉瘤或腹主动脉瘤的外科手术治疗都是成功的。胸主动脉瘤手术治疗的康复概率非常高。若不能做外科手术，那么生存的机会就较少。总的来说，小的腹主动脉瘤不威胁生命，常不需要立即治疗，只有当瘤体较大或扩展时才需外科手术切除。

动脉瘤可发生于各种动脉。发生动脉瘤的位置决定了感觉疼痛的位置。

✳ 注意事项

　　如果你有主动脉瘤的症状，或者如果你在身体的任何部位（特别是腹部）发现难以解释的包块（特别是搏动性包块），请立即就诊。多数动脉瘤破裂的患者在得到急救处理以前死亡。

坏疽

所属部位：全身	多发人群：所有人
就诊科室：血液科	传 染 性：无传染性

坏疽是组织的坏死，特征性的表现为皮肤发黑，常有下面的肌肉及骨头坏死。坏疽有两种类型：干性坏疽及感染性（湿性）坏疽。

✻ 主要症状

干性坏疽发生于脚或下肢的任何部位出现循环障碍时。发病早期肢端发凉，伴有感觉迟钝及活动性疼痛。疼痛也是感染性坏疽的主要症状。伤口周围红肿、剧痛、流脓，产生恶臭。组织濒于坏死时，患者常剧痛难忍，一旦坏死后疼痛消失。然后组织逐渐变黑，坏死组织与存活组织之间界限清楚。

✻ 疾病防治

干性坏疽可通过保持良好的循环来预防，如规律锻炼以及不吸烟等。如果你患有糖尿病，请配合医生控制血糖。要特别关注你的脚，确保穿的鞋大小适宜。有干性坏疽症状时，请立即就医治疗。医生将治疗阻断血流的基础疾病，他可能应用抗生素预防感染。

静脉曲张

所属部位：全身	多发人群：全体
就诊科室：血管外科	传 染 性：无传染性

静脉曲张是皮肤下面静脉的伸展和扭曲。这种情况常发生于双下肢，静脉失去弹性并扩张，以致静脉瓣的瓣缘分离。静脉无法将血液回流至心脏，血液积聚在静脉中，以致静脉进一步扩张。

✳ 主要症状

❶曲张的静脉通常发紫肿胀，站立时尤为明显。

❷可以触及，曲张的静脉上或踝部的皮肤发痒，大腿疼痛。站立一段时间后双脚肿胀，下肢肿胀，皮肤颜色发深，特别是踝部附近。静脉附近皮疹发痒。

❸有些患者静脉曲张显著减低组织的血液供应，导致皮肤破溃，形成溃疡。溃疡难以愈合。

✳ 疾病防治

·症状较轻患者穿有弹性的袜子可改善病情。

·发生疼痛的静脉可实施硬化剂注入治疗法，但有副作用。

·结扎浅静脉，防止血液流向表面静脉。

·完全切除静脉。

肺栓塞

所属部位：肺部
就诊科室：心血管内科

多发人群：50~60岁中老年人
传染性：无传染性

是指嵌塞物质进入肺动脉及其分支，阻断组织血液供应所引起的病理和临床状态。常见的栓子是血栓。

✳ 主要症状

呼吸困难、胸痛、咯血、惊恐、咳嗽、晕厥、腹痛。

✳ 危险因素

· 年龄与性别。
· 血栓性静脉炎、静脉曲张。
· 心肺疾病。
· 创伤、手术。
· 肿瘤。
· 其他(意外事故和减压病、寄生虫和异物栓塞)。

✳ 疾病防治

❶需住院进行抗凝治疗，也可能进行溶栓治疗。如果栓塞严重，需要外科手术清除。
❷预防肺栓塞关键在于预防原发病。

缺铁性贫血

所属部位：全身	多发人群：所有人群
就诊科室：血液科	传染性：无传染性

缺铁性贫血是指机体对铁的需求与供给失衡，导致体内贮存铁耗尽，继之红细胞内铁缺乏从而引起的贫血。缺铁性贫血是最常见的贫血。

✱ 主要症状

患者主要有皮肤异常苍白、虚弱、疲倦、眩晕或呼吸急促、儿童生长发育迟缓、智力低下、易感染等症状。

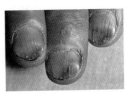

匙状指—凹形指甲—多与缺铁性贫血有关。指甲上出现明显的突起。

✱ 疾病防治

每天应多吃富含铁的食物，如瘦肉、鱼、家禽类、蛋类、整粒谷物类、深绿色多叶蔬菜、干豌豆和蚕豆、水果、干果。多吃富含维生素 C 的食物，如柑橘、葡萄、草莓、西红柿、柿椒和花椰菜。

根据医生的医嘱来服用铁剂，肌肉或静脉注射用铁剂。在补充铁剂治疗几周后，缺铁性贫血通常能完全恢复。严重贫血者可能需输血治疗。

再生障碍性贫血

所属部位：全身	多发人群：所有人群
就诊科室：血液科	传 染 性：无传染性

再生障碍性贫血是指骨髓产生血细胞的能力降低，造成血液中血细胞总数逐渐或突然减少。大部分病人没有明确的病因，有些可追问到曾有放射线接触史，或有毒物质如苯的接触史，或有服用特殊药物史。

✳ 主要症状

引起缺铁性贫血样症状、易感染、皮肤易青肿、红斑及鼻、口腔或其他部位出血。

✳ 危险因素

药物、苯、病毒性肝炎、放射线、免疫因素、遗传因素。

✳ 疾病防治

在有关的工农业生产中，要严格执行劳动防护措施，严格遵守操作规程，防止有害的化学和放射性物质污染周围环境。本病患者机体抵抗力较低，因此要重视个人和环境的清洁卫生。一旦感染发生，应及早到医院诊治。

地中海贫血

所属部位：全身	多发人群：所有人群
就诊科室：血液科	传 染 性：无传染性

又称海洋性贫血。是一组遗传性小细胞性溶血性贫血。其共同特点是由于珠蛋白基因的缺陷使血红蛋白中的珠蛋白肽链有一种或几种合成减少或不能合成。导致血红蛋白的组成成分改变，本组疾病的临床症状轻重不一，大多表现为慢性进行性溶血性贫血。

✳ 主要症状

婴儿生长发育差、脾大、严重贫血和黄疸。地中海贫血儿童可有性发育延迟和骨骼畸形。

✳ 危险因素

基因缺失或缺陷、突变。

✳ 疾病防治

❶ 一般治疗。注意休息和营养，积极预防感染。适当补充叶酸和维生素 E。

❷ 输血和去铁治疗。

❸ 手术治疗。

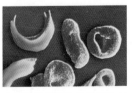

电镜显微图显示了从镰状细胞贫血患者血中提取的血红细胞。通过检验以探查这些变形的细胞。

溶血性贫血

所属部位：全身	多发人群：所有人群
就诊科室：血液科	传染性：无传染性

溶血性贫血是指红细胞破坏加速而骨髓造血功能代偿不足时发生的一类贫血。如果骨髓能够增加红细胞生成，足以代偿红细胞的生存期缩短，则不会发生贫血，这种状态称为代偿性溶血性疾病。

✳ 主要症状

疲倦、呼吸急促和心悸，尤其在体力活动时明显。皮肤会变得苍黄，尿液颜色可因含血液色素较正常时更深。如果红细胞在数年期间内过早破坏，患者通常会出现胆结石。

✳ 危险因素

红细胞膜的缺陷、血红蛋白结构或生成缺陷、红细胞酶的缺陷、红细胞外在缺陷所致的溶血性贫血等。

✳ 疾病防治

❶ 积极治疗原发病。

❷ 额外补充叶酸。

❸ 及早防治相关并发症。

血友病

所属部位：全身	多发人群：所有人
就诊科室：血液科	传染性：无传染性

血友病是一组遗传性凝血因子缺乏引起的出血性疾病。患者常自幼年发病、自发或轻度外伤后出现凝血功能障碍，出血不能自发停止；从而在外伤、手术时常出血不止，严重者在较剧烈活动后也可自发性出血。血友病是女性携带导致下一代男性发病，可以进行妊娠后的产前诊断，进行优生优育。

✱ 主要症状

· 皮肤容易出血斑。

· 关节腔内出血。

· 未曾跌倒就出现严重的瘀伤（血肿）。

· 关节肿胀、疼痛。

✱ 危险因素

血友病是一组先天性凝血因子缺乏，以致出血性疾病。由女性传递，男性发病。患病男性与正常女性婚配，子女中男性均正常，女性为传递者；正常男性与传递者女性婚配，子女中男性半数为患者，女性半数为传递者；患者男性与传递者女性婚配，所生男孩半数有血友病，所生女孩半数为血友病，半数为传递者。约 30% 无家族史，其发病可能因基因突变所致。

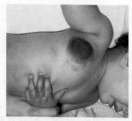

✳ 疾病防治

❶ 避免静脉注射及肌内注射。

血友病最常见的症状是出现异常的瘀伤。轻微的撞击就可能引起大片、疼痛的瘀伤，症状的严重程度远远超过损伤程度。

❷ 若产前确诊为血友病，应终止妊娠，以减少血友病的出生率。

❸ 保持良好情绪，因精神刺激可诱发出血。

❹ 一旦由外伤或其他原因引起出血，要及时处置。

❺ 禁服使血小板聚集受抑制的药物，如阿司匹林、保泰松、潘生丁和前列腺素 E 等。

✳ 注意事项

如果你有以下症状，请及时去医院进行相关检查：

· 牙龈流血。

· 流鼻血或较小的伤口引起流血后，按压 20 分钟以上不能止住流血。

· 未曾跌倒就出现严重瘀伤 (血肿)。

· 关节处柔弱、肿胀。

血小板减少

所属部位：全身	多发人群：所有人群
就诊科室：血液科	传 染 性：无传染性

血小板减少症是指血小板数低于正常范围所引起的病症。血小板减少症可能源于血小板产生不足，脾脏对血小板的阻留，血小板破坏或利用增加以及被稀释。

✳ 主要症状

血小板减少的主要症状为由皮肤出血所致的细小红疹和暗红色斑块。红疹可见于身体多个部位，但以腿部和受刺激的皮肤部位常见。患者可有经常鼻出血和易于出现皮肤青肿。如血小板数量极低，则损伤后可出现长时间的外表或内脏出血。如你有暗红色皮疹或有任何异常出血，应立即就诊。

✳ 危险因素

遗传、某些药物、恶性肿瘤、感染、电离辐射、脾功能亢进者。

✳ 血小板减少的危害

血小板减少是常见的出血性疾病，血小板值低，止血功能差，血小板减少的危害包括：

一、可引起黏膜出血(鼻黏膜出血、口腔黏膜出血、胃肠道黏膜出血、泌尿生殖道出血、阴道出血等);

二、手术后大出血;

三、多发性瘀斑、紫癜最常出现于腿部;

四、引起胃肠道大量出血和中枢神经内出血可危及生命。

✳ 疾病防治

【预防】饮食预防。患者平素应忌食油腻、生硬食物,虾、蟹及海腥发物亦不宜食,特别是阴虚内热者还须禁忌辛辣、煎炒烧烤之物。应以进食清淡、低脂、高蛋白食物为宜。

增强体质。平素应加强起居调摄,早睡早起,增强体质也不失为预防本病的一种有效方法。

药物预防。内热者平时可常食清热养阴之品,如冰糖炖白木耳、枸杞子蒸肉饼汤等;气虚者可多进补气摄血之物。血小板减少最重要的是补铁,多吃点血豆腐、韭菜等含铁高的食品蔬菜。

【治疗】

❶ 停用全部药物。

❷ 应用皮质激素类药物以抑制对血小板有破坏作用的抗体的生成。

❸ 外科手术切除脾脏。

❹ 应用大剂量免疫球蛋白在数小时内经静脉输入,亦可采用免疫抑制剂或化疗药物治疗。

急性髓细胞性白血病

所属部位：全身　　　　多发人群：所有人群
就诊科室：血液科　　　传 染 性：无传染性

急性髓细胞性白血病（AML）是产生粒细胞的髓系干细胞基因突变所引起的白血病，粒细胞是骨髓所产生的白细胞中的一种（所有不同类型的血细胞均是在骨髓中产生的）。

✳ 主要症状

发病快，数周或数月，主要表现为贫血、出血、骨痛 、疲劳、发热、肝脾大。

✳ 危险因素

人类白血病的确切病因至今未明。许多因素被认为和白血病发生有关。病毒可能是主要因素，此外尚有电离辐射、化学毒物或药物、遗传因素等。

✳ 疾病防治

❶ 输入红细胞和血小板。
❷ 化疗。
❸ 骨髓移植。

慢性髓细胞性白血病

所属部位：全身　　　　多发人群：所有人群
就诊科室：血液科　　　　传染性：无传染性

是因骨髓内产生粒细胞（一种抗感染的白细胞）的骨髓细胞基因突变所致。由于这种遗传改变，血液中粒细胞数量显著增多，通常是正常水平的 20~40 倍。初次治疗时效果很好。

✳ 主要症状

多数患者前期没有症状，后期病情加重时出现如感觉不适、食欲差或体重减轻，还有发热和夜间多汗。如脾脏因白血病细胞积聚增大时，常有左上腹饱胀感。

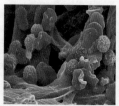

图中所示为慢性白血病患者的血细胞，可见淋巴细胞过量（紫红的部分）。至今无人清楚病因。

✳ 危险因素

病因至今未明。许多因素被认为和白血病发生有关。病毒可能是主要因素，此外尚有电离辐射、化学毒物或药物、遗传因素等。

✳ 疾病防治

输血、放疗、骨髓移植。

第一章

呼吸系统疾病

呼吸系统是执行机体和外界进行气体交换的器官的总称。呼吸系统的功能主要是与外界进行气体交换，呼出二氧化碳，吸进新鲜氧气，完成气体吐故纳新。呼吸系统包括呼吸道（鼻腔、咽、喉、气管、支气管）和肺。

鼻息肉

所属部位：鼻	多发人群：所有人群
就诊科室：耳鼻喉科	传 染 性：无传染性

　　鼻息肉是鼻腔内黏膜上的良性（非癌性）生长物。鼻息肉产生的原因是由于免疫反应引起体液积聚、鼻黏膜肿胀。鼻息肉经常见于患有慢性疾病如哮喘的人群中，因为此类慢性疾病导致鼻腔内的炎症反复发作。对阿司匹林敏感的病人也易发生鼻息肉。

✳ 主要症状

　　鼻息肉并非总能引起症状。如果数量多、体积大，则可阻塞鼻通道，使气体难以通过鼻腔，导致味觉和嗅觉障碍。如果有感染和阻塞鼻窦通往鼻腔的开口，可引起头痛或面部疼痛。

✳ 疾病防治

❶ 本病大多为各种鼻病的继发症或并发症，故要积极治疗各种原发鼻病。

❷ 工作生活环境应保持空气新鲜。

❸ 平时在鼻腔少用薄荷、冰片制剂。

❹ 忌辛辣、酒类等刺激性食品。

喉部肿瘤

所属部位：颈部　　　　多发人群：所有人群
就诊科室：肿瘤科　　　　传 染 性：无传染性

在喉（声门）部，癌性（恶性）和非癌性（良性）肿瘤均可生长。乳头状瘤和声带息肉及结节是咽喉部常见的两种良性肿瘤。乳头状瘤是由于病毒感染引起的，在儿童中多见。结节比较硬，如硬结样在喉腔两侧成对生长。息肉则比结节软，通常在咽腔的一侧生长，息肉和结节通常是由于声音过度使用引起的。

❋ 主要症状

症状通常是声音嘶哑。它不会出现患喉炎时那种类似流行性感冒的症状。如果肿瘤是恶性的，它会扩散，也就是癌症。最后会造成吞咽困难，你的颈内会出现日益明显的肿块。儿童的喉部气道很窄，如果患了喉肿瘤，会使声音变得像鸡啼似的高音调。

❋ 疾病防治

外科小手术加以切除，恶性肿瘤如果及早发现，可用放射性疗法或将喉部部分切除加以治疗。晚期癌症需将整个喉部切除。

哮喘

所属部位：胸部　　　　多发人群：所有人群
就诊科室：呼吸内科　　传 染 性：无传染性

哮喘是肺部气道（支气管和细支气管）的慢性疾病，其特征是气道平滑肌炎症、收缩和大量的黏液产生，从而导致气管壁或黏膜层的肿胀、支气管壁肌肉收缩、气道阻塞、呼吸时做功增加，在哮喘急性发作时可导致血氧浓度的下降。

✳ 主要症状

可能会出现胸闷、呼吸困难、咳白色黏痰，可能会有喘息（发出一种高调的声音），喘息可能很响，也可能声音很小仅由医生用听诊器才能听到。在严重的哮喘发作时，可能会大量出汗、脉搏增加，病人相当焦虑。

✳ 危险因素

通常是病毒感染（特别是呼吸道病毒感染）、药物、吸入刺激物（如香烟、灰尘或其他污染物）、剧烈运动或应激所激发的。过敏原（如宠物、花粉、霉菌及一些食物）也可引起某些人哮喘发作。

有些人当接触猫或在寒冷的天气下运动（吸入冷

空气）时会引起哮喘急性发作。有遗传倾向，父母患有哮喘的儿童较易患上哮喘。

✳ 疾病防治

哮喘不能治愈，但是可以控制。治疗的第一步是明确引起哮喘的过敏原。最好的方法就是避免暴露于过敏原或对肺有刺激的物质中。

下面列出了一些可减少接触哮喘触发因素的措施：

· 避免暴露于香烟和雪茄的烟雾中。

· 降低家中灰尘的数量。

· 不要饲养宠物，特别是具有皮毛的宠物。如果已经饲养了宠物，不要让它待在卧室中，尽可能让其呆在室外。

· 不要在清洁时使用强化学试剂；避免使用杀虫剂和空气清洁剂。

· 替换掉含羽毛的枕头，用非过敏性材料填充的枕头。将枕头床垫和弹簧床垫密封好以减少灰尘出现。

· 避免蟑螂及其他昆虫感染。

· 寒冷季节避免室外运动。

· 每年注射流感疫苗。

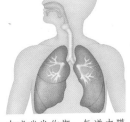

在哮喘发作期，气道内膜的肌原纤维进入肺部引起痉挛，使气管收缩，阻塞气流。这使患者很难咳出聚集在支气管中的黏液，从而不得不加快呼吸速度。

气胸

所属部位：胸部	多发人群：所有人群
就诊科室：呼吸内科	传染性：无传染性

气胸是当气体进入两层胸膜（覆盖肺外侧及胸腔的内侧）之间的腔隙，导致肺部分或全部塌陷。胸膜保持胸腔处于密封状态。当肺脏塌陷时，肺内的气体排出，氧和二氧化碳的交换不能正常进行。

❋ 主要症状

呼吸困难、胸痛，有时在颈肩连接部位疼痛。疼痛通常是突发的，常呈锐痛，或者仅仅感到不适。

❋ 危险因素

诱发气胸的因素为剧烈运动，咳嗽，提重物或上臂高举，举重运动，用力解大便等。使用人工呼吸器，若送气压力太高，就可能发生气胸。

❋ 疾病防治

气胸的治疗根据胸腔内气体的量、肺的塌陷程度及肺的健康状况来决定。少量的气胸通常能够自行吸收。而某些病例，医生通常建议住院治疗塌陷的肺或者外科手术治疗。

职业性肺部疾病

所属部位：胸部，全身	多发人群：所有人群
就诊科室：呼吸内科	传染性：无传染性

无论在办公室、工厂或农场工作，都有可能会接触到有毒的物质如气体、水蒸气、烟雾、颗粒或花粉等。这些物质均会破坏呼吸道或引起肺疾病。有些职业性肺部疾病的病因是显而易见的（如吸入有毒的气体会即刻引起呼吸困难），但有些病因如暴露于石棉（一种绝缘的建筑材料）或者煤尘等环境中，要长达10~25年才能引发职业性肺部疾病。

✺ 主要症状

常年吸入石棉纤维、煤尘、硅石和一些纺织物的灰尘，如棉花、亚麻、大麻和剑麻，甚至是来自鸟粪、热水浴感染的霉菌，均可引起肺部的损伤，造成职业性肺部疾病，导致呼吸衰竭、右心衰和肺动脉高压。

✺ 疾病防治

有职业性肺部疾病患者应尽可能更换工作。如果不可能改变工作，应尽量避免接触有毒的材料及粉尘，避免非通风的环境。工作时戴着防护面罩。如果吸烟，需要戒烟，因为吸烟能增加其他肺部疾病发病的概率。

特发性肺纤维化

所属部位：胸部	多发人群：所有人群
就诊科室：呼吸内科	传 染 性：无传染性

特发性肺纤维化，也叫间质性肺纤维化或者纤维化肺泡炎，是一种炎症性疾病，导致肺的纤维组织增厚及瘢痕形成。经过一段时间后，肺内瘢痕增加到一定程度使肺不能正常进行气体交换功能，结果导致身体缺氧。

❋ 主要症状

干咳及呼吸困难，在运动时特别明显。大多数病人会出现杵状指。随着疾病的进展，可能会出现呼吸衰竭或充血性心力衰竭的症状，如双下肢踝部出现肿胀、皮肤青紫、喘息及呼吸困难。

❋ 疾病防治

90%特发性肺纤维化的病人均无特效的治疗，而其他10%的病例可使用泼尼松（一种皮质类固醇类药）及免疫抑制剂环磷酰胺，以降低机体免疫系统不正常的活动。有些病人需要给氧以满足机体氧的需要。

肺癌

所属部位：胸部	多发人群：所有人群
就诊科室：呼吸内科	传 染 性：无传染性

肺癌是肺内的异常细胞不受控制地生长，从而排挤并破坏健康的肺组织。非吸烟者发生的肺癌与在家庭或工作环境中暴露于有烟环境有关，吸烟诱发肺癌的概率与吸入的烟量有关，只要停止吸烟，肺癌的发病率就会下降。

✳ 主要症状

早期肺癌患者经常没有任何症状。随着疾病进入晚期，患者开始咯血并出现下列症状：

顽固性咳嗽，胸痛，持续性或反复性呼吸系统感染，气喘，喘息，声音嘶哑，消瘦、食欲变差，疲劳、肩臂部疼痛。

✳ 危险因素

· 吸烟。

· 职业和环境中长期接触铍、镉、硅、福尔马林等物质。另外，空气污染，特别是工业废气都是肺癌的高危因素。

· 放射。

·肺部慢性感染，如肺结核、支气管扩张症等患者。

·内在因素，家族、遗传和先天性因素以及免疫功能降低，代谢、内分泌功能失调等。

手指末端肿胀形成的杵状指。它多发于肺癌以及其他可导致组织供氧较差的疾病。

✳ 疾病防治

【预防】戒烟和尽量避免二手烟；在空气质量不好的情况下佩戴口罩；健康饮食，小心家庭中的油烟。

【治疗】根据肺癌的类型、发生部位和病情的进展程度，采取具体的治疗方法。

·手术治疗。手术方法切除肿瘤组织。某些患者可能要切除部分或者整个肺。如果确诊为小细胞肺癌或者已肺外组织转移，不建议手术治疗

·放射治疗。手术前放射治疗，可减小肿瘤体积；术后辅以放射治疗有助于杀死残存的肿瘤细胞。

·化学治疗。抗肿瘤药物可通过注射、输液或者口服给药。术后辅以化学治疗，有助于杀死可能存留的肿瘤细胞。

·姑息疗法。高压氧治疗和支气管镜扩张气道疗法，均可减轻患者的呼吸困难；服用吗啡等镇痛药，可以减轻疼痛。

感冒

| 所属部位：全身 | 多发人群：所有人群 |
| 就诊科室：呼吸内科 | 传 染 性：无传染性 |

大约有 200 多种病毒可引起普通感冒。大多数病例中，引起感冒的病毒局限于鼻和口咽部。有时感冒病毒可向呼吸道的其他部位如喉部和肺扩散，引起其他部位感染如喉炎或急性支气管炎。感冒病毒同样可导致细菌感染，细菌感染后可引起更严重的症状。细菌可向耳、鼻窦及肺内扩散而引起炎症。

✳ 主要症状

症状包括流泪、流鼻涕、鼻塞、打喷嚏、咽喉痛、声音嘶哑及咳嗽。排出的鼻涕通常是水样、清晰的，但有时也有黄色的。感冒时也可有头痛或轻度发热。

✳ 危险因素

通常情况下，感冒是由于接触了感冒的病人、有传染性的物体表面或吸入了感冒病人因咳嗽或喷嚏而进入空气中的含有病毒的微粒所引起的。

✳ 疾病防治

普通感冒一般不能治愈，但有些方法可帮助减轻症状。如吸入沸水或加热器发出的蒸汽可以帮助暂时性减轻充血，大量饮水可以预防脱水。一些止痛药如对乙酰氨基酚或布洛芬等可减轻疼痛的症状以利于睡眠。使用生理盐水鼻部喷雾剂及睡觉时抬高头部可以帮助减轻鼻塞症状。

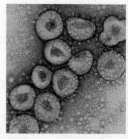

冠状病毒是感冒的又一病因，表面突起的蛋白质使它们可以侵入细胞。

鼻部的解充血剂（有片剂、喷雾剂及滴剂）可收缩和干燥鼻腔及鼻窦内肿胀的分泌黏液的组织，以利于黏液排出。非处方药普来可那利（pleconaril，抗病毒药）可减轻感冒的症状，并且使流涕症状明显缓解。与其他感冒药不同，普来可那利是直接作用于病毒本身而不是仅仅缓解症状。

因为抗生素仅仅是对细菌起作用，因此感冒时不要让医生开抗生素。如果有细菌感染的症状如耳痛、鼻窦炎、呼吸困难及咳嗽时胸痛则需要用抗生素治疗。

❋ 感冒的预防

科学使用空调；合理搭配饮食，少吃油炸、盐制食品、戒烟限酒；劳逸结合，通过经常的户外活动增强对感冒病毒的抵抗力；养成卫生习惯，不同感冒的病人握手，勤洗手、勤换手帕，改掉用手摸鼻、眼的习惯；保持良好心态；严禁滥用药物。

流行性感冒

所属部位：头部，胸部	多发人群：所有人群
就诊科室：呼吸内科	传 染 性：有传染性

是由流感病毒引起的急性呼吸道传染病，也是一种传染性强、传播速度快的疾病。通过飞沫传播，最显著特点为：突然爆发，迅速蔓延，波及面广，具有一定的季节性（我国北方流行 一般均发生在冬季，而南方多发生在夏季和冬季）。

❈ 主要症状

寒战、高热、流涕、头痛、肌肉酸痛及咽喉痛，也会有费力地干咳及胸痛，人也会变得非常虚弱。有些儿童可能会有腹痛和癫痫发作。

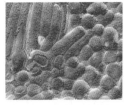

电镜下的甲型流感病毒。圆形的和细长形的病毒都清晰可见。病毒外膜上生长的细尖显然是在向宿主细胞入侵时吸附所用。

❈ 疾病防治

目前，接种流感疫苗是预防流感最有效的一种手段。

预防流行性感冒在日常生活中需要注意的几个小细节：勤洗手、勤换牙刷、脚部保暖、饮食清淡、精神愉快、合理睡眠、经常锻炼身体提高免疫力。

鼻窦炎

所属部位：鼻	多发人群：所有人群
就诊科室：耳鼻喉科	传染性：无传染性

鼻窦炎是鼻窦腔（在鼻部周围的骨骼的空隙）感染得非常普通的病症，会引起鼻窦腔内衬黏膜的炎症。

✳ 主要症状

鼻窦炎时出现鼻塞、流涕、头痛和鼻窦压痛。急性鼻窦炎病人可伴发热、鼻塞、排出脓性或血性分泌物。有时候擤鼻涕时，可见黏稠脓鼻涕且带血丝。脓鼻涕增多且不易擤尽。

✳ 危险因素

鼻窦炎非常普遍，吸烟的人感冒时通常会出现鼻窦炎。

花粉症病人通常易发展成为鼻窦炎。

鼻腔损伤（如有异物）或细菌进入鼻腔（如没有捏住鼻子就潜入水中）同样可引起鼻窦炎。

✳ 疾病防治

❶ 平时注意鼻腔卫生，养成早晚洗鼻的良好卫生习惯。

❷ 注意擤涕方法。鼻塞多涕者，宜按塞一侧鼻孔，稍稍用力外擤。之后交替而擤。 鼻涕过浓时以盐水洗鼻，避免伤及鼻黏膜。

❸ 游泳时姿势要正确，尽量做到头部露出水面。

❹ 有牙病者，要彻底治疗。

❺ 急性发作时，多加休息。卧室应明亮，保持室内空气流通。但要避免直接吹风及阳光直射。

❻ 遵医嘱及时用药。

❼ 慢性鼻窦炎者，治疗要有信心与恒心，注意加强锻炼以增强体质。

❽ 严禁烟、酒、辛辣食品。

❾ 保持性情开朗，精神上避免刺激，同时注意不要过劳。

❿ 平时可常做鼻部按摩。

⓫ 每日早晨可用冷水洗脸，可以有效增强鼻腔黏膜的抗病能力。

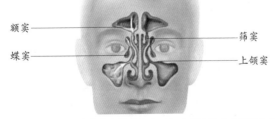

额窦 —————

————— 筛窦

蝶窦 —————

————— 上颌窦

窦是拥有含气的内衬黏膜的骨质空腔，积液通过微小孔洞排入鼻腔。当细菌、病毒、真菌或异物进入窦腔就会引发窦腔感染。

扁桃体炎

所属部位：口	多发人群：儿童居多
就诊科室：耳鼻喉科	传 染 性：无传染性

扁桃体炎是扁桃体的急性炎症，通常由细菌或病毒感染引起，包括脓毒性咽喉炎。扁桃体是位于咽喉后部的两块组织，是淋巴系统的一部分，在免疫系统起重要作用。

❋ 主要症状

扁桃体炎的患者可能会有咽喉红肿，吞咽时感觉疼痛。扁桃体上可有白色的脓点，也可有耳痛、头痛、淋巴结增大，并伴有寒战的发热。扁桃体炎的儿童也会出现胃痛及癫痫发作。

❋ 疾病防治

❶ 养成良好的生活习惯，保证充足的睡眠时间，随天气变化及时增减衣服，去除室内潮湿的空气。

❷ 坚持锻炼身体，提高机体抵抗疾病的能力，不过度操劳，若劳累后应及时调整休息。戒除烟酒。

❸ 患扁桃体急性炎症应彻底治愈，以免留下后患。

❹ 预防各类传染病、流行病。流食或半流食，发热高者用酒精擦浴，协助降温。

咽炎

所属部位：口	多发人群：所有人群
就诊科室：口腔科	传 染 性：无传染性

咽炎是咽部发生的急性炎症。与扁桃体炎相似，可由同样的细菌和病毒引起，但症状不如扁桃体炎严重。咽炎是感冒和流感的常见症状，可由某些物质如酒精、香烟、热的饮料刺激及烫伤咽部黏膜所导致。有胃食管反流病的病人常患有慢性咽炎。

✳ 主要症状

患有咽炎时，咽部红肿并且极其疼痛，吞咽时疼痛加剧。咽部可能有白色的脓点，淋巴结增大，还可能会有耳痛。在少见的病例中，可能会出现呼吸困难。如果咽部痛持续数天或疼痛比较剧烈需到医院就诊。

✳ 危险因素

常因受凉、过度疲劳、烟酒过度等致全身及局部抵抗力下降，病原微生物乘虚而入而引发本病。

营养不良，患慢性心、肾、关节疾病，生活及工作环境不佳，经常接触高温、粉尘、有害刺激气体等皆易患本病。

✳ 疾病防治

【预防】绝大多数咽炎发生在寒冷的月份，呼吸道疾病多发的季节。通常在家庭成员内传播。可以通过避免感冒和其他呼吸道感染的预防措施来减少患咽炎的风险。更多的预防方法包括经常洗手，尤其是在去过公共场合之后，不要揉眼睛和将手指伸入口中。

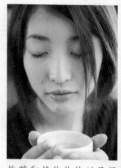

饮茶和其他热饮以及用盐水漱口能帮助缓解喉咙痛。

【治疗】咽炎的治疗取决于炎症潜在的原因。病毒性咽炎给予温盐水漱口、镇痛药和加湿。如果确诊是脓毒性咽炎就需要服用抗生素。

· 药物治疗

不管咽喉疼痛是何原因，都可以临时服用诸如布洛芬和对乙酰氨基酚等非处方镇痛药和含有局麻药的外用制剂来缓解疼痛。

· 止咳糖

各种各样的止咳糖可以通过润滑咽部和麻痹发炎组织来缓解症状。含锌止咳糖也可帮助缓解症状。

喉炎

所属部位：口	多发人群：所有人群
就诊科室：耳鼻喉科	传 染 性：无传染性

喉炎是喉部（发音部分）发炎。喉位于气管顶部，包括声带。喉炎通常由病毒引起（如感冒），也可由过敏原（引发过敏的物质）或刺激物如香烟、酒精、过度发音、过度的清喉或咳嗽引起。偶尔发生的喉炎并不严重，但反复发作可引起持续的声音嘶哑和声带出现不正常的生长物。

❋ 主要症状

主要症状是声音变调或断断续续或声音完全丧失，但通常不超过 2 ~ 3 天。讲话可能会有疼痛。有时喉炎患者可能会有发热。在儿童，由于喉状的开口狭窄，炎症可引起呼吸困难。如果症状持续 4 ~ 5 天以上并且咳嗽有黏液痰时，须到医院就诊。

❋ 危险因素

❶ 急性喉炎反复发作或迁延不愈的结果。

❷ 用声过度，发声不当。过强或过多地用声，长期持续演讲，过高、过长时间的演唱。

❸ 吸入有害气体如工业气体、吸烟、化学粉尘

均可使声带增厚。

❹ 鼻、鼻窦、咽部的感染亦是喉部慢性刺激的来源。

❺ 下呼吸道感染的脓性分泌物与喉部长期接触，亦易发生慢性喉炎。

❋ 疾病防治

【预防】有多种方法可以预防喉炎的发生。最主要的是接触公共场所后应当勤洗手，以避免上呼吸道感染，避免接触感冒患者。另外还要不吸烟，避免暴露于二手烟的环境。如果发现饮酒导致喉炎，应当少饮酒。最后还要注意避免过度用声。确实需要长时间地讲话或演唱，休息时就不要讲话。

【治疗】治疗的目的在于缓解喉部炎症。每天饮水应不少于6杯，在喉部可采用热敷，睡眠时可使用加湿器等。另外，要尽可能让声带保持休息，仅在必要时才轻声地讲话。避免接触烟雾或其他对喉部有刺激作用的物质。如果是细菌感染应使用抗生素。

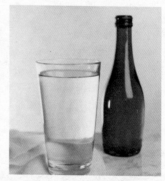

足量饮水有助于减轻喉炎的症状，并能稀释喉内黏液，使其易于排出。

急性支气管炎

所属部位：胸部　　　　　多发人群：所有人群
就诊科室：呼吸内科　　　传 染 性：无传染性

　　急性支气管炎是肺内气道（支气管和细支气管）的慢性炎症，通常是由病毒感染如感冒和流感病毒等引起，也可由细菌感染引起，大部分病例发生在冬季。急性支气管炎通常影响非常年轻或年老的人，患有肺部疾病或充血性心力衰竭的人，以及吸烟或持续性呼吸污染空气的人。

✳ 主要症状

　　急性支气管炎发病的速度很快，通常在 1 ~ 2 天就会发作，症状主要有：

· 强烈的咳嗽，可能会有痰。

· 胸痛。

· 胸口气喘、胸闷。

· 气短。

· 低热。

✳ 危险因素

　　❶ 感染。通常是由病毒感染如感冒和流感病毒等引起，也可由细菌感染引起。

❷ 物理、化学刺激。吸入冷空气、粉尘、刺激性气体或烟雾(如二氧化硫、二氧化氮、氨气、氯气、臭氧等)等。

❸ 变态反应。引起气管和支气管变态反应的常见变应原包括花粉、有机粉尘、细菌蛋白质、真菌孢子以及在肺内移行的钩虫、蛔虫的幼虫。

❋ 疾病防治

对于急性支气管炎，医生会使用非处方类止痛药以缓解发热及疼痛，用止咳药来止咳。如果咳出的痰是绿色的，说明有细菌感染，需要使用抗生素进行治疗。如果咳嗽不断或呼吸困难，可使用支气管扩张剂以开放气道。

❋ 用药原则

❶ 一般病例可口服或肌注抗生素，严重病例需抗生素静滴，可联合使用抗生素。

❷ 有哮喘者加用抗过敏及支气管扩张药物等止喘剂。

❸ 有并发症者根据不同的合并症选用相应的药物。

❹ 严重病例或营养不良，身体抵抗力差的患儿可使用丙种球蛋白等增强身体抵抗力。

慢性支气管炎

所属部位：胸部	多发人群：所有人群
就诊科室：呼吸内科	传 染 性：无传染性

慢性支气管炎是气管、支气管黏膜及其周围组织的慢性非特异性炎症。临床上以咳嗽、咳痰或伴有气喘等反复发作为主要症状，每年持续 3 个月，连续 2 年以上。早期症状轻微，多于冬季发作，春夏缓解。晚期因炎症加重，症状可常年存在。

✳ 主要症状

首要症状是持续性咳嗽（特别是早晨），伴有黏痰。在一整天内都会咳嗽和喘息，并出现进行性呼吸困难及运动耐力下降。有些慢性支气管炎严重的病人脸色发青，特别是在嘴唇周围，这是因为氧气供应不足导致的。因为肺不能满足身体所需要的氧，因此最后将发展成为呼吸衰竭。

✳ 危险因素

❶ 香烟烟雾，也包括吸二手烟，是慢性支气管炎的主要发病原因。

❷ 大气污染中的有害气体，如二氧化硫、二氧化氮、氯气及臭氧等。

③ 病毒、支原体和细菌感染为本病急性发作的主要原因。

④ 过敏因素。

✳ **疾病防治**

对于吸烟的患者，治疗的最佳途径就是戒烟，避免接触吸烟的环境。如果生活或工作在污染的环境中，要考虑改变工作或搬家。搬家时不仅要考虑新搬的住所周围环境是否清洁，还要考虑环境是否温暖、干燥。如果有呼吸困难，医生会使用支气管扩张剂，通过雾化吸入方式给药，以开放气道缓解呼吸困难。

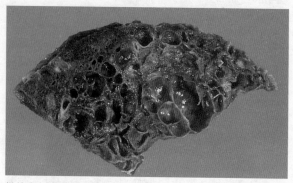

慢性支气管炎常继发肺气肿，这是一种可以引起肺组织损伤的疾病，结果导致严重的气喘。

肺气肿

所属部位：胸部	多发人群：中老年人
就诊科室：呼吸内科	传染性：无传染性

是指终末细支气管远端的气道弹性减退，过度膨胀、充气和容积增大或同时伴有气道壁破坏的病例状态。

✳ 主要症状

主要症状是呼吸短促。开始时，呼吸短促仅在剧烈运动时发作。时间长后呼吸短促现象加重，在日常活动中也可发作。病人胸部呈现桶状胸。如果肺气肿同时还患有慢性支气管炎，咳嗽时会伴有黏痰。

✳ 危险因素

感染、吸烟、大气污染、职业性粉尘和有害气体的长期吸入、过敏等。

✳ 疾病防治

❶ 停止吸烟。避开空气被污染场所，避免接触感冒和流感病人。

❷ 定期锻炼但要避免吸入冷的、潮湿的空气。

❸ 注意营养，提高机体抵抗力。

❹ 肺部感染时卧床休息，遵照医嘱按时服药。

支气管扩张

所属部位：胸部	多发人群：儿童和青年
就诊科室：呼吸内科	传 染 性：无传染性

　　支气管扩张是一条或多条支气管（肺内主要的气道）发生永久性的损伤或增大的疾病。这种疾病需要数年才能形成，通常是儿童时期反复肺部感染的结果。患有支气管扩张的病人更易于出现肺部感染。

✳ 主要症状

　　典型症状为慢性咳嗽、咳大量脓痰和反复咯血。咳痰在晨起、傍晚和就寝时最多。咳痰通畅时患者自感轻松；痰液引流不畅，则感胸闷、全身症状亦明显加重。痰液多呈黄绿色脓样。有些病人可能会有咯血现象。患者可有呼吸困难、气急或发绀，晚期可出现肺心病及心肺功能衰竭的表现。

✳ 疾病防治

❶ 戒烟，避免吸入二手烟或污浊空气。

❷ 防治麻疹、百日咳、支气管肺炎及肺结核等急慢性呼吸道感染，坚持体位排痰。

❸ 增强机体免疫功能以提高机体的抗病能力。

肺炎

所属部位：胸部	多发人群：所有人群
就诊科室：呼吸内科	传 染 性：无传染性

　　肺炎是肺部炎症的通称，通常是由细菌或病毒引起的，但也可由有毒的物质（如有毒的气体）或损伤导致。肺炎也是其他全身疾病的常见并发症，包括上呼吸道感染如流感或急性支气管炎。肺炎也可能是慢性疾病如充血性心力衰竭、癌症、中风及肺气肿的并发症。

✳ 主要症状

　　如果具有下列症状要考虑感染肺炎的可能：

　　咳嗽、寒战、发热、盗汗、胸痛、肌肉痛、乏力、头痛、恶心、呕吐、口唇及皮肤青紫（由于缺氧所致），或咳绿色带血的痰。

　　患者也可能有意识错乱或呼吸短促。

✳ 危险因素

　　大部分由细菌、病毒引起，少数由真菌、酵母或其他微生物感染引起。

　　可能是慢性疾病如充血性心力衰竭、癌症、中风及肺气肿的并发症。

　　常见于吸烟或有慢性肺部感染的人，以及由于体质虚弱等原因而不能用力咳出痰液的人。

✳ 疾病防治

【预防】

❶ 推荐接种卡介苗。

❷ 避免烟、酒过度。

❸ 体弱者应接种流感疫苗。

❹ 与动物接触时要多加小心。

【治疗】

❶ 抗生素治疗。主要针对细菌感染引起的肺炎，对于病毒感染所致肺炎无效。

❷ 物理治疗。帮助患者将黏液咳出。

❸ 住院治疗。

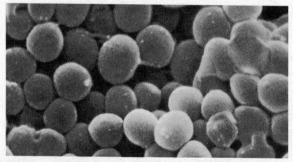

金黄色葡萄球菌是肺炎的一种病原菌，它可以感染肺泡囊并威胁到患者生命。

结核病

所属部位：全身	多发人群：所有人群
就诊科室：传染科	传 染 性：有传染性

结核病 (TB) 是一种传染性疾病，它通常影响肺部，也可影响身体的其他器官。肺结核一般是在常规普查时才被检出，但它可引起如下症状：

长期身体不适，食欲缺乏及身体消瘦，发热、盗汗、咳嗽——通常在早晨加剧，咳痰且痰中带血，胸痛，气喘。

✳ 主要症状

根据感染部位不同结核病引起的症状也不同，主要包括：

淋巴腺：颈部腺体疼痛肿大且有排脓的可能。

尿道：尿频，尿时伴疼痛，腰部不适、肿胀。

结核病可以引起身体不同部位的病变，有些患者的颈部淋巴腺肿大且有排放分泌物的可能。

生殖器官：女性表现为盆腔疼痛、经期异常、带下增多、不孕；男性表现为阴囊疼痛、肿胀。

骨和关节：背痛，脊椎异常弯曲 (因为椎骨塌陷)，脓肿，关节畸形。

　　腹部器官：重复性腹痛和便秘。

　　皮肤：头颈部有溃烂小斑块形成疤痕（寻常狼疮）。

　　围绕在心脏外的膜（心包膜）：短促呼吸后感觉胸骨后疼痛。

　　围绕在脑和脊髓外的膜（脑脊膜）：全身不适、嗜睡、头痛、呕吐、颈僵硬、瘫痪、昏迷、不省人事。

✳ 危险因素

　　结核病是由结核分支杆菌（结核菌）引起的。

　　疾病诱因包括：年龄较大、酒精过度与药物滥用、糖尿病、接受免疫抑制剂治疗。

✳ 疾病防治

　　【预防】接种卡介苗。

　　【治疗】对结核病患者应及时治疗以防止感染蔓延。同结核病患者亲密接触的人应该进行排查，对于高危人群则应给予药物进行预防治疗。同初次感染结核的儿童接触后也要做检查，因为该儿童很可能是近期才获得感染，接触获得感染应给予治疗。

　　【注意】许多感染了 TB 的人可能永远也不会出现症状。TB 菌处于活跃期的患者若能得到相应的治疗，一般会得到良好的反应。

　　治疗药物会引起少数患者出现药疹和发热。如果这种副作用发生，应该改变治疗方案用其他的药物替代引起过敏的药物。

第三章

脑和神经系统疾病

神经系统是由大脑、中枢神经系统和遍布全身各处的周围神经系统组成。大脑是控制中心，使人们有感知和情感。同样，神经系统也会发生紊乱，其导致的后果小到血液循环受阻，大到危及生命。大脑同时也会发生生化改变，从而影响情绪波动或者导致其他生理疾病。

中风

所属部位：头	多发人群：所有人群
就诊科室：脑外科	传染性：无传染性

中风是大脑由于供血受阻而受到损伤，从而引起大脑缺氧，是一种临床急症。这是发达国家人们死亡或终身残疾的主要病因。70岁左右的人患脑卒中的情况比较普遍，中风的发病率随着年龄的增长而有所增加。

✳ 主要症状

· 单侧身体无力或瘫痪。
· 说话困难。
· 突然出现严重眩晕。
· 恶心、呕吐。
· 感觉不灵敏，例如面部麻木。
· 吞咽困难。
· 单目失明。
· 单侧上眼睑下垂伴有瞳孔缩小，且同侧面部少汗。
· 突发严重的头痛。
· 精神错乱、昏迷。

✳ 危险因素

· 高血压。

· 心脏病。

· 脑血管壁脆弱。

· 血液疾病。

· 药物，某些抗癌药物、抗凝血药等。

✱ 疾病防治

【预防】多吃一些水果、蔬菜、鱼类食物，减少富含饱和脂肪酸和脂肪酸食物的摄入。禁止吸烟，限制饮酒。有规律地进行体育锻炼。积极控制一些能够引起中风的疾病，如高血压、高低密度脂蛋白胆固醇和心律失常等。

【治疗】手术治疗和康复治疗。

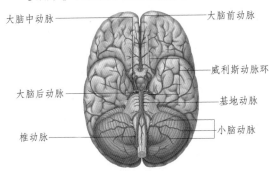

大脑中动脉　　　　　　　　　　　大脑前动脉

威利斯动脉环

大脑后动脉　　　　　　　　　　　基地动脉

小脑动脉

椎动脉

脑部动脉网为大脑提供了丰富的血供。当这些血管中有一条发生破裂或阻塞时，中风就发生了。

短暂性脑缺血发作

| 所属部位：头部 | 多发人群：所有人群 |
| 就诊科室：神经内科 | 传 染 性：无传染性 |

短暂性脑缺血发作（TIA）是提示某人要发生中风的一个重要的预警信号。在短暂性脑缺血时，因为供应脑部的血管被暂时性地阻断了，导致部分脑组织没有得到足够的氧气。TIA 的症状是暂时性的，通常持续 2~15 分钟（尽管有的可能时间会更长一些，但很少超过 1 个小时）。

✱ 主要症状

症状和中风症状相似，包括头昏、麻刺感、麻木、视物模糊、意识错乱、言语困难、身体一侧瘫痪。如果供应眼部的血管被阻塞，将可能出现暂时性的失明。如果你出现突然出现的短暂的中风样症状，应立即就诊。

✱ 疾病防治

治疗 TIA 的重点是预防 TIA 地再发和可能发生的中风。与预防中风的情况相同。

蛛网膜下腔出血

所属部位：头部	多发人群：所有人群
就诊科室：神经内科	传 染 性：无传染性

大脑表面覆盖有三层膜：最外面一层的膜较厚，称为硬脑膜，它紧贴着颅骨；而位于最里面的一层膜较薄，称为软脑膜，它紧贴着脑组织；在两者之间为蛛网膜。蛛网膜与硬脑膜相邻比较近，而与软脑膜之间有一腔隙，称为蛛网膜下腔。蛛网膜下腔内充满脑脊液。蛛网膜下腔出血是指血液渗入蛛网膜下腔所致，常常是动脉瘤破裂所引起的。

✳ 主要症状

蛛网膜下腔出血的主要症状是突然剧烈头痛。其他症状可有颈项强直、对强光过敏（畏光），或有中风样症状包括虚弱、头晕、意识错乱、嗜睡、恶心、呕吐。大出血可造成突然性的意识丧失。

✳ 危险因素

最常见原因是先天性颅内动脉瘤和血管畸形，其次为高血压脑动脉粥样硬化、颅内肿瘤、血液病、各种感染引起的动脉炎、肿瘤破坏血管、颅底异常血管网症。

✳ 疾病防治

蛛网膜下腔出血是常见的脑血管病之一，常见的病因是颅内动脉瘤破裂和血管畸形。一旦发生蛛网膜下腔出血应及时在当地有条件的医院进行治疗或转送医院抢救治疗。

如果发现有动脉瘤，医生将实施手术。如果没有发现动脉瘤，蛛网膜下腔出血后患者的病情没有恶化且能幸存下来，医生会建议患者彻底卧床休息，以保持血压下降；并会让患者服药以促进康复，预防癫痫发作和减轻血管收缩或痉挛。如果患者的血压很高，医生还会给予降血压药物进行治疗。

✳ 专家提示

蛛网膜下腔出血后的病程及预后取决于其病因、病情、血压情况、年龄及神经系统体征。动脉瘤破裂引起的蛛网膜下腔出血预后较差，脑血管畸形所致的蛛网膜下腔出血常较易于恢复。原因不明者预后较好，复发机会较少。年老体弱者，意识障碍进行性加重，血压增高和颅内压明显增高或偏瘫、失语、抽搐者预后均较差。

硬脑膜下出血及血肿

所属部位：头部　　　　多发人群：所有人群
就诊科室：脑外科　　　传 染 性：无传染性

✳ 主要症状

硬脑膜下出血的症状是逐渐形成的，常需要经过几个小时或几天。症状包括嗜睡、意识错乱、一侧身体无力或麻木，失去平衡与协调能力，持久性或反复头痛和恶心。刚开始时这些症状会反复出现，但最终它们将成为持续性的症状。

✳ 危险因素

硬脑膜下出血通常是因头部受伤引起的，最常见于老年人摔倒或头部碰撞时，因冲击导致静脉撕裂。

✳ 疾病防治

加强安全意识，防止意外创伤；有癫痫发作的人，要按时服药，不做危险性活动，以防意外，如果发生了，就应及时到医院治疗，防止血液积聚产生血肿。

硬脑膜下出血的治疗取决于血肿的大小，可能会涉及通过手术来清除血块。如果血块很小，就没有必要进行手术，因为血块会逐渐被身体再次吸收。

硬脑膜外出血

所属部位：头部　　　　　多发人群：所有人群
就诊科室：脑外科　　　　传染性：无传染性

发生硬脑膜外出血时，硬脑膜（覆盖脑组织的三层膜的最外面一层）内或外的血管破裂，血液流入硬脑膜和颅骨之间的腔隙。硬脑膜外出血通常是由头部受伤引起硬脑膜外表面血管破裂而造成。因为这些血管通常是动脉，因此血管破裂后就会导致大量血液流入这个腔隙中。

✳ 主要症状

症状可在头部受伤后几小时出现。这些症状包括头痛逐渐加重，恶心、呕吐，嗜睡和虚弱逐渐加重，最终导致意识丧失、昏迷和死亡。

✳ 危险因素

通常是因头部受伤引起。

✳ 疾病防治

如果是外伤引起硬脑膜外出血，医生立即手术止血，减轻脑部压力。通过紧急的手术治疗，大多数患者可以完全康复。

脑瘤

所属部位：头	多发人群：所有人群
就诊科室：脑外科	传染性：无传染性

　　脑瘤是脑内的异常生长物，可以是良性的（非癌性的），也可以是恶性的（癌性的）。无论是良性还是恶性肿瘤，脑瘤都是非常危险的。

✳ 主要症状

　　① 头痛，并且在早晨或当你躺下时疼痛加重。

　　② 随着时间的推移，头痛可能变得更加剧烈，并可能伴恶心和呕吐。

　　③ 其他症状，如视物模糊或复视、头晕、肌肉无力或感觉丧失（如脸或身体一侧）、记忆或听力丧失、癫痫发作或行为改变等。

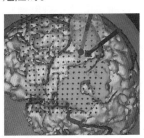

图中绿色部位是通过核磁共振扫描发现的大脑皮层（蓝点区域）肿瘤。

✳ 疾病防治

　　① 手术治疗。

　　② 放射疗法或者化学疗法。

脊髓肿瘤

所属部位：背部	多发人群：所有人群
就诊科室：肿瘤科	传 染 性：无传染性

脊髓容易受到骨瘤或神经鞘肿瘤的压迫。脊髓肿瘤本身比较罕见，它可能是良性肿瘤，也可能是恶性肿瘤（癌性的）。发现脊髓肿瘤必须马上治疗，因为肿瘤扩大可压迫脊髓神经，引起严重的症状，有时甚至可致功能残疾。

✻ 主要症状

1. 持续加重的背部疼痛。
2. 其他症状包括麻木，麻刺感。
3. 肿瘤部位以下的身体冷热感觉丧失，肌无力（尤其腿部）。
4. 排尿困难，肠或膀胱失禁。

✻ 疾病防治

1. 手术仍是最常用方法。
2. 皮质类固醇药物可以减轻脊髓肿胀。
3. 放疗和化疗。

紧张性头痛

所属部位：头部	多发人群：成年女性
就诊科室：神经内科	传染性：无传染性

是最常见的头痛类型，疼痛感会相当强烈，通常使人感到前额紧绷，又往往会向后蔓延到颈部。虽然不会呕吐，但时常伴随轻微的恶心。它通常只延续几个小时，但有时会持续较长时间。多见于女性。

✱ 主要症状

疼痛感强烈；两侧都有疼痛感；通常只延续几个小时，时间长的数天，白天加重。头部有被绷紧的绷带按压感觉。

✱ 危险因素

压力、噪声、刺激性气味、视力问题、精神沮丧、姿势不正确或眼睛长时间盯着电脑屏幕等。

✱ 疾病防治

紧张性头痛通常可用非处方药得以缓解，如阿司匹林、对乙酰氨基酚、布洛芬或萘普生等。对有些人来说，放松技术如深呼吸、冥想或瑜伽可能有所帮助。保持良好的睡眠质量也会有所帮助。

偏头痛

所属部位：头部　　　　多发人群：30岁以前成人居多
就诊科室：神经内科　　传 染 性：无传染性

偏头痛是一种严重而持续性的头痛，通常从一侧头部开始，随着头痛程度的增加，逐渐蔓延到另一侧。对许多人而言，偏头痛可使他们失去工作能力。因为偏头痛倾向于在家族中发病，因为医生们认为偏头痛可能具有遗传特性。

✳ 主要症状

主要症状是剧烈的搏动性疼痛，并不断加重。还可能伴随有其他症状，如恶心、呕吐、腹泻、酸痛、出汗，对光或噪声极度敏感。眼睛里可能会出现血丝，皮肤看起来异常苍白。也可能出现其他症状，如嘴角四周或一侧胳臂或一侧下肢出现麻木或麻刺感、头晕、耳鸣。

✳ 危险因素

常见的诱因有饮酒、巧克力、咖啡因、在加工食品时用的味精、肉类加工时用的硝酸盐或亚硝酸盐，以及乳酪或红酒中的酪胺等。其他可能诱因包括接触荧光灯、眩光、高海拔、强烈的气味，或者环境温度和气压突然变化。有些女性偏头痛可能与月经周期有关。有些人处于精神压力下时或者过后会出现偏头痛。

✳ 疾病防治

❶ 建议你记录头痛日记，以识别你偏头痛的症状、诱因和伴随症状。

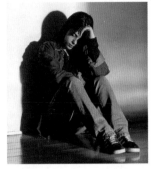

青春期的女孩子特别容易发生头痛。这可能与月经周期释放的激素有关。

❷ 使用非处方类止痛如阿司匹林、对乙酰氨基酚、布洛芬或萘普生。

❸ 注意上面提到的危险因素。

❹ 改变饮食习惯。

✳ 其他治疗方法

头痛患者可以试用其他辅助治疗法，比如整骨疗法、针刺疗法、芳香疗法、推拿和顺势疗法等。与行经有关的偏头痛患者(14%的女性偏头痛患者只在经期发作)可以使用激素替代疗法(HRT)。但是，偏头痛患者在接受与激素有关的其他治疗比如口服避孕药丸或雌激素补充疗法(HRT)时要格外小心。因为他们发生中风的概率比正常人大3倍。有相关的家族遗传病史者就更应注意。

癫痫

所属部位：全身	多发人群：所有人群
就诊科室：神经内科	传 染 性：无传染性

癫痫是脑电活动发生了异常，导致脑细胞之间的信息错误传递。对于健康人，脑细胞依次相互传递电信号；但对于癫痫患者，一组脑细胞由于信号偶然过强，暂时压倒了附近其他脑细胞。这一突然过度的电活动导致癫痫发作。

✳ 主要症状

一般分为大发作和小发作两种，大发作时，患者失去平衡和协调能力、失去意识，出现不受控制的抽搐、身体痉挛。有些人可能出现膀胱和肠失禁。癫痫发作通常持续 1 ~ 2 分钟，发作后患者常感到定向障碍、疲倦和不记得发作时的情况。癫痫小发作时，患者（通常是儿童）突然停止正在做的事情，变得无意识和注意力迟钝，空洞地凝视几秒钟到半分钟。有些人可能还经历有短暂的意识错乱，轻微的肌肉抽搐或眼球快速运动。

✳ 危险因素

❶ 家族遗传

② 脑损伤或脑手术

③ 脑瘤

④ 药物和酒精

⑤ 中风

⑥ 高热（多发于儿童，称为热性惊厥，孩子成年后不会再发）。

很多的事情都能引发癫痫病的发作，如闪光灯、过度的压力以及缺乏睡眠。

❋ 疾病防治

癫痫通常不能治愈。抗癫痫药物如卡马西平、苯妥英钠或丙戊酸钠可以预防或控制癫痫发作。在药物的帮助下，大多数患者都能够过上积极、丰富多彩的生活。如果药物不能控制癫痫，医生建议手术切除诱发癫痫的脑组织区域。如果癫痫是由其他疾病引起的，医生将针对原发疾病给予治疗。

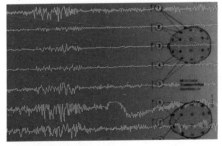

脑电图的轨迹表明了癫痫发作时大脑放电异常。

阿尔茨海默病

所属部位：头、四肢、全身　　多发人群：老年人
就诊科室：神经内科　　　　　传 染 性：无传染性

阿尔茨海默病是引起痴呆的最常见的一种脑部疾病，其结果是导致进行性、不可逆转的精神功能下降，最终使病人无法进行日常活动。

❉ 主要症状

记忆力短暂，学习新知识以及利用学过的知识的能力受限，语言能力丧失，即使肌肉的功能仍然正常也难以做复杂的肌肉活动，认知物体的能力下降，情绪波动很快，个性改变，迷路。

❉ 危险因素

一般认为多种因素可能参与致病，如遗传因素、神经递质、免疫因素和环境因素等。

❉ 疾病防治

没有办法治愈但是一些措施可以延缓其发作。如做填字游戏、参加课程学习、读书、学习一门外语等都有助于延迟阿尔茨海默病症状的出现。

布洛芬也可能有对抗阿尔茨海默病的作用。

帕金森病

所属部位：头、全身	多发人群：老年人
就诊科室：神经内科	传染性：无传染性

帕金森病是一种进行性的神经系统失调性疾病，主要是由于大脑内产生多巴胺的神经元——黑质死亡或变性所致。多巴胺是传导神经冲动的递质。在大脑中，适量的多巴胺是运动平衡所必需的。多巴胺减少导致运动平衡被破坏，进而导致运动失调，包括震颤、僵化、曳步、行走步态缓慢和平衡失调。

✳ 主要症状

首发症状可能是手和脚在休息时出现轻微节律性的震颤，最终发展到手臂、腿和头也会出现震颤。语音变得微弱、缓慢和停顿；写字时字也变小；运动缓慢，行走变得越来越困难。病人会常常跌倒。病人在紧张时震颤会加剧。其他可能出现的症状包括流涎，腹部痉挛，面部表情平淡。疾病晚期时，可出现记忆和思维障碍。另外，病人也可能存在睡眠困难和抑郁。

✳ 危险因素

病因迄今尚不明了，目前通常认为有以下几种原因：年龄老化，遗传因素，环境毒物，感染，氧化应激及自由基形成等。

✳ 疾病防治

没有治愈帕金森病的方法，但是在大多数情况下，药物有助于减轻症状和降低疾病进展的速度。

尝试一些缓和的运动。

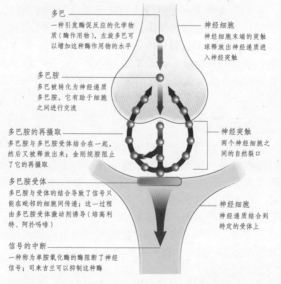

多巴
一种引发酶促反应的化学物质（酶作用物），左旋多巴可以增加这种酶作用物的水平

多巴胺
多巴被转化为神经递质多巴胺，它有助于细胞之间进行交流

多巴胺的再摄取
多巴胺与多巴胺受体结合在一起，然后又被释放出来；金刚烷胺阻止了它的再摄取

多巴胺受体
多巴胺与受体的结合导致了信号只能在毗邻的细胞间传递；这一过程由多巴胺受体激动剂诱导（培高利特、阿扑吗啡）

信号的中断
一种称为单胺氧化酶的酶阻断了神经信号；司来吉兰可以抑制这种酶

神经细胞
神经细胞末端的突触球释放出神经递质进入神经突触

神经突触
两个神经细胞之间的自然裂口

神经细胞
神经递质结合到特定的受体上

帕金森病影响与运动有关的神经细胞，神经递质多巴胺帮助信号穿过神经接合处（神经突触）。不同的药物能帮助系统的不同部分进行恢复。

脑膜炎

所属部位：头	多发人群：儿童
就诊科室：神经内科	传 染 性：有传染性

脑膜炎是脑膜（覆盖并保护脑和脊髓的膜）发生的炎症，通常是因病毒或细菌感染引起。像许多病毒和细菌感染一样，脑膜炎具有流行性（通常发生在冬季，人们在室内密切接触时）。

✳ 主要症状

严重的头痛、颈项强直、眼睛对光线异常敏感（畏光）、恶心、呕吐以及发热，这些症状通常在细菌性脑膜炎发病后数小时内出现。如果细菌性脑膜炎没有给予适当的治疗，患者将会出现意识丧失，也可能出现深红色或紫色的疹子。

✳ 危险因素

最常见的病因是病毒，病毒可通过受感染病人的咳嗽和喷嚏传播。大多数情况下，人们患上病毒性脑膜炎后将在几天或几周内恢复。

✳ 疾病防治

【预防】现在一般在儿童期间种植疫苗。通常在

2 月龄、3 月龄、4 月龄时常规接种疫苗。脑膜炎是传染性疾病，所以一旦发现疑似病例应马上进行隔离。在脑膜炎爆发的地区，任何人如与患者进行接触都应接受免疫。

【治疗】❶ 尽快使用肌注的青霉素。❷ 一旦通过检查搞清引起脑膜炎的病原微生物，就要使用对症的抗生素治疗。通常治疗最少需 10 ~ 14 天。❸ 病毒性脑膜炎通常只需休息和服用止痛药就可以；抗生素对于病毒无效。

✳ 注意事项

脑膜炎皮疹可能会突然出现，迅速蔓延覆盖肢体和躯干。在个别病例中，儿童有可能在出疹后几小时内出现身体衰竭，所以必须及时治疗。

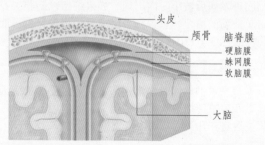

头皮

颅骨　脑脊膜

硬脑膜

蛛网膜

软脑膜

大脑

这张颅骨的剖面图显示了脑脊髓膜，包绕着大脑和脊髓的三层膜。脑膜炎可以引起各层出现炎症反应。若不能及时治疗有致命的危险。

多发性硬化

所属部位：头	多发人群：中青年
就诊科室：神经内科	传 染 性：无传染性

多发性硬化（MS）属于自身免疫性疾病，在此病中，机体的免疫系统错误地攻击和破坏髓磷脂。髓磷脂是覆盖在整个神经系统中神经细胞表面的绝缘物质，它能促使电冲动沿着神经通路快速的传递。在多发性硬化中，髓磷脂变得发炎、肿胀并受到损伤，从而干扰了正常的电冲动传递。除了髓磷脂，神经纤维和神经细胞也都受到了损伤。

✻ 主要症状

头晕、视物模糊、麻木和麻刺感、肌肉虚弱、疲劳、丧失平衡和协调能力、震颤、僵硬和言语不清。随着疾病的发展，患者可能会出现肌肉痉挛、尿道感染、便秘、肠和膀胱失控、性功能障碍、抑郁或者情绪波动。许多患者的注意力、记忆力和判断力也会出现问题。当患者的体温升高时，症状可能会加重。

✻ 危险因素

它可能是由遗传因素和环境因素如较早时期发生的病毒感染共同作用的结果。有一些证据表明，在

15 岁之前，生活在温带气候中的人发生多发性硬化的危险高于生活在热带气候中的人。多发性硬化有家族遗传特性。

✳ 疾病防治

定期锻炼、采取健康饮食、维持健康的体重有助于缓解某些症状，改善患者对损伤的处理能力。医生认为保持凉爽（如在夏季使用空调）有助于预防疲劳。尽管多发性硬化不可治愈，但如 β - 干扰素、格拉替雷和米托蒽醌之类的药物可以减少多发性硬化的发作频率，并可减慢疾病的发展进程。

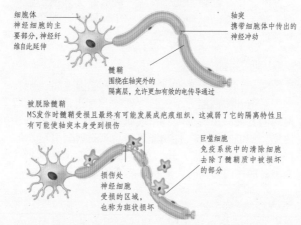

细胞体
神经细胞的主要部分，神经纤维自此延伸

轴突
携带细胞体中传出的神经冲动

髓鞘
围绕在轴突外的隔离层，允许更有效的电传导通过

被脱除髓鞘
MS发作时髓鞘受损且最终有可能发展成疤痕组织，这减弱了它的隔离特性且有可能使轴突本身受到损伤

巨噬细胞
免疫系统中的清除细胞去除了髓鞘质中被损坏的部分

损伤处
神经细胞受损的区域，也称为斑状损坏

上图是一个正常的神经。下图是一个被脱除的髓鞘。髓鞘的局部损伤干扰了神经冲动的传导。MS的症状与受损的神经细胞类型有关。

腕管综合征

所属部位：手	多发人群：中青年
就诊科室：神经内科	传 染 性：无传染性

　　腕管综合征是因正中神经在穿过手腕处的一条狭窄的通道（叫作腕管）时受到挤压而引起的疾病。多发于妊娠期和绝经期妇女（可能与体液潴留或激素变化有关）以及患有某些疾病如肢端肥大症（骨骼异常长，手脚异常大的一种病）的人群。

✳ 主要症状

- 麻木或感觉异常。
- 手部特别是腕部感觉疼痛和麻木，夜间加剧。
- 手部笨拙无力。
- 握力减弱，拇指功能受损使拇指垂到手掌上并触及其他手指。
- 腕部、前臂或肩部疼痛。

✳ 危险因素

　　激素改变，肥胖症，糖尿病，类风湿性关节炎或痛风，肢端肥大症，甲状腺功能减退，肾衰，酒精中毒等。

❋ 疾病防治

基本治疗方法是缓解对受累神经的压力。变换动作和调整工作可能足以改善你的症状。让手腕休息和利用护腕来限制手腕的弯曲度，护腕可以让肿胀的组织收缩并减轻对正中神经造成的压力。

下列这些措施尽管不总能预防压力性损伤，如腕管综合征，但它们有助于降低发生腕管综合征的风险：

· 减肥。

· 对任何疾病进行治疗，如关节炎，它可能与腕管综合征有关。

· 在工作时经常活动活动手。

· 不要长时间将手腕放在坚硬的物体表面。

· 调整工作时的姿势以减少手腕的弯曲度。

· 不要长时间弯曲、扭曲或者拉伸手部；在进行重复性手部运动时，每隔一段时间停止工作让手部得以放松。

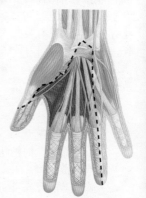

虚线内的区域显示了受正中神经控制的手部区间。

· 在工作时不要让你的手臂距离身体太近或太远。

· 不要使用太大而难以抓住的工具。

三叉神经痛

所属部位：头	多发人群：老年人
就诊科室：神经内科	传 染 性：无传染性

三叉神经痛也叫痛性痉挛，是由于三叉神经受损而引起面部剧烈疼痛。三叉神经是分布于面部的主要神经之一。病因未明。多发于老年人。

✳ 主要症状

一侧脸部出现剧烈的放射性疼痛，通常发生在脸颊、嘴唇、牙龈或下巴处。疼痛能使相应位置的肌肉功能丧失，并会持续几秒到几分钟。疼痛出现时没有任何预兆，对有的人来说，接触脸部的敏感区域就会触发疼痛。

✳ 疾病防治

医生会开止痛药来治疗三叉神经痛，通常会联合抗痉挛药或抗抑郁药使用，以防止受刺激的神经将疼痛信息传递给大脑。在严重的病例中，医生建议通过外科手术来移除。

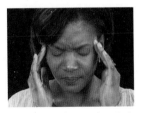

三叉神经痛在三叉神经所支配区域产生刺痛，三叉神经是面部的主要感觉神经。

失眠

所属部位：头	多发人群：所有人群
就诊科室：神经内科	传 染 性：无传染性

指患者对睡眠时间或质量不满足并影响白天社会功能的一种主观体验，包括入睡困难、时常觉醒及(或)晨醒过早。可引起人的疲劳感、不安、全身不适、无精打采、反应迟缓、头痛、记忆力不集中等症状，它的最大影响是精神方面的，严重一点的会导致精神分裂。

✳ 危险因素

产生睡眠问题的原因很多，如某种睡眠障碍、躯体疾病、情感因素、生活方式(过多饮用咖啡和茶叶)以及环境因素(噪声、拥挤或污染)等。

✳ 疾病防治

短效的安眠药在短期内服用。

调整生活方式，如减少咖啡因或酒精的摄入。

对其他能引起失眠的身体或心理问题进行诊断和治疗。

推荐用简单的行为技术来治疗失眠。

口吃

所属部位：口	多发人群：少儿
就诊科室：神经内科	传 染 性：无传染性

是一种言语障碍，表现为言语流频繁地与正常流利的人在频率和强度上不同，且非自愿的重复（语音、音节、单词或短语）、停顿、拖长。

✳ 主要症状

主要表现为言语节律失调，语音或字句的重复、中断、阻滞而不流利，可伴有言语助动的动作，如跺脚、拍腿等。口吃患儿常表现胆小、退缩、自卑心理或其他情绪障碍。

✳ 疾病防治

❶ 训练儿童有规律的生活，有节奏的唱歌、朗诵对儿童语言训练有一定的帮助。

❷ 消除小儿心理方面（如精神紧张）的因素，帮助克服其自卑心理，不要戏弄、嘲笑或故意模仿儿童的口吃。一定要有耐心才行。

口吃的矫正：常用的且影响力比较大的有发音法、呼吸法、森田疗法、突破法、药物治疗方法。

颞动脉炎

所属部位：头	多发人群：老年人
就诊科室：神经内科	传 染 性：无传染性

颞动脉炎指供应头皮特别是颞部的中等动脉发生炎症引起的疾病。若疾病进一步蔓延，就成为巨细胞性动脉炎或颅动脉炎。

✳ 主要症状

颞动脉炎的症状包括：

· 头痛、间断性视觉减退。

· 突发一眼视力受损。

· 咀嚼暂停(痉挛)——有50%的患者受此影响。

· 头皮有触痛感。

· 1/4的患者同时伴发风湿性多肌痛。

✳ 危险因素

颞动脉炎的确切病因目前尚未弄清，据推测可能与动脉壁的异常性免疫应答有关。

✳ 疾病防治

使用大剂量的激素治疗。如果医生认为有危害患者视力的可能，则开始以静脉注射的方式给药(直接注入静脉)。如果出现视觉症状,推荐每日至少口服氢化可的松 60 毫克。

✱ 专家提示

颞动脉炎的预后主要依赖治疗是否及时。若视力受到严重影响,很难再完全恢复如常。但可有部分改善,且当患者在接受类固醇类药物治疗时病情也不会变得更糟。

在降低类固醇类药物给药剂量的同时有可能引起复发,但在治疗的前 18 个月和停止治疗 1 年以上发作的概率较少。比较典型的是,约两年后才有可能完全消除发作的可能性。

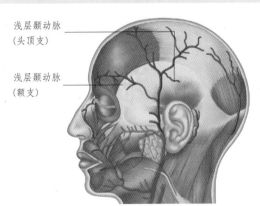

浅层颞动脉
(头顶支)

浅层颞动脉
(额支)

最容易受影响的两条动脉为浅层颞动脉的两条主要分支,它们负责头皮的血供。

动静脉畸形

所属部位：脑或脊髓	多发人群：所有人群
就诊科室：脑外科	传 染 性：无传染性

　　动静脉畸形是一种先天性的血管异常疾病（出生时就已存在），可发生在脑或脊髓的任何部位。其表现为血管互相缠结，动静脉之间有异常的连接，但毛细血管连接比正常少。在这些血管中压力会逐渐积累，从而导致血液渗漏到脑部。可造成蛛网膜下腔出血，或血液流入脑或脊髓造成永久性损伤或者致命。

✳ 主要症状

　　大多数患者多年不会出现症状。但当动静脉畸形开始导致血液渗入脑或脊髓，或蛛网膜下腔时，就会出现反复发作性头痛和癫痫发作。

✳ 疾病防治

❶ 通常采用联合疗法治疗动静脉畸形。

❷ 畸形血管中的漏血血管有时可通过手术切除。

❸ 对于那些手术不容易到达的畸形血管，常推荐使用放射疗法。

第四章

消化系统疾病

消化系统是身体的重要组织，它帮助人体分解食物，使人体能够将糖分、脂肪、蛋白质、维生素、矿物质以及水吸收到血液中，为身体成长和修复提供能量，然而身体不能利用的一些物质则作为排泄物排泄出去。

唾液腺感染

所属部位：口	多发人群：所有人群
就诊科室：口腔科	传 染 性：无传染性

最常见的唾液腺感染病因是病毒感染的流行性腮腺炎，但是细菌也能引起唾液腺感染。长期的唾液腺感染可以导致广泛的瘢痕组织在病变的唾液腺体上形成，并妨碍腺体产生唾液。

✳ 主要症状

唾液腺感染的症状有颌下颈部两侧或者颌上角的肿胀和疼痛。受感染的腺体分泌出的脓汁可能会让你有口臭。吃酸性食物或者柑橘时会增加唾液的流出。

✳ 疾病防治

医生会开抗生素来治疗感染，也可能会用探针尝试扩张唾液腺导管来增加唾液分泌和防止进一步的感染。如果唾液腺被不可逆地损伤的话，医生会建议你做外科手术来摘除腺体。

✳ 注意事项

如果你的口腔里有复发性的或者2周内不能痊愈的肿块，请去看医生。

咽囊

所属部位：喉部	多发人群：中年人
就诊科室：耳鼻喉科	传 染 性：无传染性

也称为食管憩室，是一种罕见的疾病，在此病中喉咙（咽喉）后部出现凸起或囊状物。咽囊通常发生于食管上部括约肌无法松弛的情况下。肌肉群向外扩散，肌肉内壁随之运动，形成一个当吞咽食物时潴留食物的空间。随着食物的填充，这个空间逐渐延伸开并形成包囊状。常发生于中年人。

✳ 主要症状

咽囊的症状包括吞咽困难和喉咙的肿胀感。病人也可能咳嗽和呼吸不畅，会感觉嘴里有因反流的液体或未消化的食物而产生的金属味。一些病人会因为只有很少食物到达胃部而体重减轻。

✳ 疾病防治

一些患有咽囊的人可以学习用手指操作、调整身体姿势或者通过咳嗽来清空咽囊里的食物。如果咽囊继续扩张或者体重减轻的话，医生会建议通过外科手术切除咽囊。

消化不良

所属部位：腹部	多发人群：所有人群
就诊科室：消化内科	传 染 性：无传染性

是指具有上腹痛、上腹胀、早饱、嗳气、食欲缺乏、恶心、呕吐等上腹不适症状。

✳ 主要症状

主要症状有胸部隐痛、烧灼感或剧痛，腹部有不适或发胀的感觉，嘴里有苦味，嗳气，胃里有翻搅的感觉，恶心。消化不良的症状可以是许多疾病的症状，包括消化性溃疡、胃癌、咽峡炎或者心肌梗死。

✳ 危险因素

· 喝咖啡或进食高脂肪、酸性食物。
· 碳酸饮料或葡萄酒、啤酒或白酒。
· 吃饭太快或者过多。
· 一些人在抑郁、焦急或担心的时候。
· 怀孕期的妇女、重度吸烟者和体重超重的人。

✳ 疾病防治

【预防】

❶进餐时应保持轻松的心情。不要匆促进食。也

不要囫囵吞食。更不要站着或边走边食。

❷不要泡饭或和水进食。饭前或饭后不要马上大量饮用液体。

❸进餐时不要讨论问题或争吵。

❹不要在进餐时饮酒。进餐后不要马上吸烟。

❺不要穿着束紧腰部的衣裤就餐。

❻进餐应定时。不要过冷或过烫。

❼避免大吃大喝。尤其是辛辣和富含脂肪的饮食。

❽有条件可在两餐之间喝一杯牛奶。避免胃酸过多。

❾少食过甜过咸食品。

【治疗】消化不良的治疗依据病因不同而有所不同。如果医生排除了其他疾病，可能会推荐非处方类的抗酸药物。如果非处方类抗酸药物无法缓解症状，医生可能会开处方药来帮助阻止或预防症状的发生。

✳ 温馨提示

消化不良，要警惕器质性病变，如胃炎、胃溃疡等，一般来说，消化不良可能是胃、小肠或大肠出毛病的一个症状，也可能本身就是一种疾病，其症状包括胀气、腹痛、胃灼热、打嗝、恶心、呕吐、进食后有烧灼感。

所以，一旦身体出现异常，建议到正规医院做精确检查，明确病因之后，再对症治疗。

胃食管反流病

所属部位：胸部	多发人群：所有人群
就诊科室：胃肠外科	传染性：无传染性

胃食管反流病是胃内的胃酸、胆汁和食物的持续性反流，它可引起食道末端的炎症反应。多发生于饭后、弯腰、举物、负荷过重或平卧时。

❋ 主要症状

主要症状有胸骨下方的进展性疼痛和可以扩散到口腔的上腹部烧灼感（消化不良）。其他症状包括嗳气和嘴里有酸味。一些人会有吞咽困难。

❋ 疾病防治

❶ 改变饮食结构、进食习惯和控制体重。

❷ 在非睡眠时，宜多采取直立位，避免弯腰扫地和用力提重物等。

❸ 避免服用促使反流的药物：如抗胆碱能药、茶碱、安定等。

不要吃番茄酱、辣椒以及油炸、油腻的食物，它们可引起胃酸反流。

❹ 药物治疗，如抗酸药、抗分泌药物等。

食管瘢痕性狭窄

所属部位：颈部　　　　多发人群：所有人群
就诊科室：消化内科　　传染性：无传染性

食管狭窄（缩小）是一种由食管瘢痕组织累积后导致的常见疾病。食管狭窄可能既是胃食管反流病（GERD）的结果又是胃食管反流病的病因。

✱ 主要症状

通常情况下，食管狭窄的唯一症状是吞咽困难。

✱ 危险因素

食管化学性灼伤在儿童病例大多由于误服家用酸性或碱性化学物品，成年人则大多因企图自杀所致。在食管恶性肿瘤反复复发的情况下也可以形成食管瘢痕性狭窄，另外一种情况是在食管下段长期发炎和溃疡的基础上，如果发生胃食管反流，也可以引起食管狭窄。

✱ 疾病防治

为了治疗食管狭窄，建议去看消化专科医生。医生一般是使用一些方法拓宽食管通道来进行治疗，如果扩张通道变得困难，就需要用外科手术来切除瘢痕组织。

食管癖

所属部位：颈部	多发人群：中老年人群
就诊科室：消化内科	传 染 性：无传染性

食管癌是人类常见的恶性肿瘤，占所有恶性肿瘤的 2%，占食管肿瘤的 90% 以上，在全部恶性肿瘤死亡回顾调查中仅次于胃癌而居第 2 位。

✳ 主要症状

食管癌的主要症状是吞咽困难，或者是在吞咽时出现进行性加重的疼痛。开始只是进食困难，最后连吞水也困难。其他症状包括体重下降和偶尔吐出带血的黏液。

✳ 危险因素

生活饮食习惯与食管慢性刺激、营养因素和微量元素、亚硝胺类化合物、真菌及病毒的作用、遗传因素。

✳ 疾病防治

外科手术是食管癌的惯用治疗方法。放疗和化疗可能单独或联合使用来杀死癌细胞。激光治疗有时被用来破坏堵塞食管的一部分肿瘤，暂时性地缓解如吞咽困难的症状。

消化性溃疡

所属部位：腹部	多发人群：所有人群
就诊科室：消化内科	传 染 性：无传染性

　　消化性溃疡主要指发生于胃和十二指肠的慢性溃疡，是一多发病、常见病。溃疡的形成有各种因素，其中酸性胃液对黏膜的消化作用是溃疡形成的基本因素。绝大多数的溃疡发生于十二指肠和胃，故又称胃、十二指肠溃疡。

✱ 主要症状

　　上腹部或胸部下方烧灼性的疼痛，部分病例中上背部（肩胛间）也会出现这种疼痛。疼痛经常在饭后2小时和深夜加重，吃些食物或者吃些抗酸药通常会缓解疼痛。恶心，呕吐（呕吐物中可能有淡淡的血色）。排黑色焦油状大便（出血引起）。

✱ 疾病防治

　　停止吸烟，按照医嘱服药，少数病例需要用外科手术来治疗。

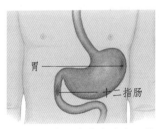

消化性溃疡通常发生在十二指肠，也有可能发生在胃部。

胃癌

所属部位：腹部
就诊科室：胃肠外科

多发人群：40 岁～60 岁
传 染 性：无传染性

胃癌是我国最常见的恶性肿瘤之一，在我国其发病率居各类肿瘤的首位。胃癌可发生于任何年龄，但以 40～60 岁多见，男多于女，约为 2:1。胃癌可发生于胃的任何部位，但多见于胃窦部，尤其是胃小弯侧。

✳ 主要症状

早期胃癌：上腹胀痛、钝痛、隐痛，恶心，食欲缺乏，嗳气和消瘦等。

进展期胃癌：腹痛、食欲减退和消瘦、恶心呕吐、呕血和黑便、腹泻、咽下困难。

✳ 危险因素

引起胃癌的危险因素有很多，比如由于长期受螺杆菌的影响引起的慢性胃炎（胃壁膜感染）。另外一些因素包括：

· 吃干的、烟熏的、特别咸的食物
· 饮酒过量
· 吸烟

·食物中缺乏纤维。

饮食中含有高纤维对消化系统非常有益，能够降低患胃癌的可能性。消化性溃疡并不会引发胃癌，但是医生很难分辩消化性溃疡和胃癌的早期症状。

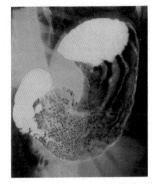

通过x线造影检查可以清楚地看到胃部结构和肿瘤的存在，而图中的胃部是正常的胃。

❈ 疾病防治

预防癌症的秘诀十分简单，就是常吃碱性食物以防止酸性废物的累积，因为酸化的体液环境，是正常细胞癌变的肥沃土壤，调整体液酸碱平衡，是预防癌症的有效途径。

❶养成良好的生活习惯，戒烟限酒。

❷不要过多地吃咸而辣的食物，不吃过热、过冷、过期及变质的食物。

❸有良好的心态应对压力，劳逸结合。

❹加强体育锻炼，增强体质，多在阳光下运动，多出汗。

❺不要食用被污染的食物。

肠梗阻

所属部位：腹部	多发人群：所有人群
就诊科室：消化内科	传 染 性：无传染性

肠梗阻是指部分或完全的小肠堵塞。最常见的梗阻原因是外科手术后所形成的瘢痕组织带造成了梗阻。瘢痕组织带与小肠互相缠绕，从而对小肠造成挤压。

✳ 主要症状

阵发性腹部绞痛、呕吐、腹胀、排气停止与排便异常。

✳ 危险因素

❶机械性的如肠道或腹膜炎症性病变、肠内有异物等。

❷肠壁肌肉活动紊乱，导致肠内容物不能运行。

❸肠管的血供发生障碍。

✳ 疾病防治

平时注意清淡饮食，吃些容易消化的食物，多吃素菜水果，喝点蜂蜜，吃点香蕉。养成定时规律解大便的习惯。最好一天一至二次大便。

疝气

所属部位：腹部　　　　多发人群：儿童
就诊科室：外科，儿科　　传 染 性：无传染性

疝气，即人体组织或器官一部分离开了原来的部位，通过人体间隙、缺损或薄弱部位进入另一部位。俗称"小肠串气"。

✳ 主要症状

在小儿脐部形成向外突出一个核桃大小的肿物，外表呈球形或半球形，顶端有一小瘢痕，摸上去柔软。

肿物的特点为可复性。在白天，小孩跑跳时肿物会由小变大，但是无明显痛感。晚上时肿物会缩小或者回纳入腹腔，并伴有肠鸣音。肿物缩小或还纳后，局部留有松弛皮肤皱褶。

但在哭闹、运动、咳嗽、解便后等情况，肿物变得特别大，摸上去较坚实，腹痛加剧并出现呕吐、腹胀、排便停止等情况。在婴儿啼哭时腹压增高，该变化更为明显，皮肤也变得较薄。

✳ 疾病防治

良好的饮食习惯及营养，不要抽烟，定期而缓和的运动，维持均衡的体重，避免提举过重的东西。

憩室病

所属部位：腹部	多发人群：成人居多
就诊科室：消化内科	传 染 性：无传染性

憩室病是一种常见病，是指发生于结肠最下部肠壁上的小囊状膨出（称为憩室）。在少数病例，憩室可以发生于消化道的其他部分，如食管（咽囊）、胃部或者小肠。憩室发炎的话，就称为憩室炎。如果发生穿孔的现象就会形成腹膜炎。

✳ 主要症状

有轻微的腹痛、左下腹的绞痛（在排气或者排便后发作）、便秘或者偶然的腹泻发作。可能会引起出血，使得大便中带血或者出现明显的直肠处流血。

✳ 危险因素

大多数专家认为，排泄低纤维饮食产生的小块硬质粪便产生的压力是其形成的主要原因。

✳ 疾病防治

食用富含大量纤维的饮食可预防憩室病。患者应该食用纤维含量较高的食物。食品补充剂，如亚麻子，可增加食物中的纤维素、促进肠道以正常速度排便。

阑尾炎

所属部位：腹部	多发人群：青少年
就诊科室：消化内科	传 染 性：无传染性

是常见的腹部疾病，可发生于任何年龄的人，尤其以青少年较多见。临床上常有右下腹部疼痛、体温升高、呕吐和中性粒细胞增多等表现。

✳ 主要症状

右下腹疼痛；恶心、呕吐；便秘或腹泻；低热；食欲缺乏和腹胀等。

✳ 危险因素

阑尾发生损伤；病菌感染；饮食生冷和不洁食物；便秘、急速奔走、精神紧张、不良的生活习惯和饮食方式。

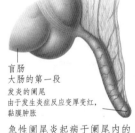

盲肠
大肠的第一段
发炎的阑尾
由于发生炎症反应变厚变红，黏膜肿胀

急性阑尾炎起病于阑尾内的炎症。

✳ 疾病防治

① 增强体质，讲究卫生。

② 不要受凉和饮食不节。

③ 及时治疗便秘及肠道寄生虫。

④ 手术治疗。

肠道息肉

| 所属部位：腹部 | 多发人群：老年人居多 |
| 就诊科室：消化内科 | 传 染 性：无传染性 |

息肉是指大肠内形成的蘑菇样生长物，可单独生长或者簇生。大多数的息肉是良性的（非癌性）。在大肠中生长的息肉有两种类型——腺瘤性息肉和增生性息肉。腺瘤性息肉最可能长大和变成癌性。

❋ 主要症状

肠道息肉很少引起症状，但可能会引起直肠处轻微流血或者大便中带血。如果流血过多的话，可能会脸色苍白和易疲劳或者有其他贫血的症状。在少数病例，如果息肉引起肠梗阻，症状会有腹痛和呕吐。

❋ 疾病防治

医生在进行结肠镜检查术的时候通常会通过结肠镜移除肠道息肉。如果息肉非常大，医生可能会一次只移除一部分或者建议你去做外科手术。如果息肉是腺瘤，那么其外形越大，癌性的风险就越大。然而，有时癌细胞只存在于息肉里，所以只需要移除息肉即可。

结肠癌

所属部位：腹部	多发人群：40岁以上人群居多
就诊科室：消化内科	传 染 性：无传染性

大肠发生的癌症通常称为结肠癌或者结肠直肠癌。大多数癌症发生在大肠的最下部分。结肠癌是第三大常见的癌症（排在肺癌和乳腺癌之后）。

✳ 主要症状

最早出现的症状是肠运动的改变，如便秘、腹泻、大便变细，或者有直肠没有排干净的感觉；其他症状包括腹部不适、胃气胀感、恶心，有隆隆声或咕噜声的消化噪声；体重下降；大便中带血，或者直肠中有血流出。

✳ 疾病防治

对于没有扩散到其他器官的结肠癌，外科手术是最有效的治疗手段。如果癌症局限在结肠中，外科医生会通过结肠切除术切除生长物和肿瘤的周围区域。如果癌症发生在结肠的下段，就需要行结肠造口术，医生会建议术后化疗。放疗在术前或术后合并化疗一起来治疗在直肠中生长的肿瘤。

痔疮

所属部位：臀部	多发人群：所有人群
就诊科室：肛肠外科	传 染 性：无传染性

痔疮是人体直肠末端黏膜下和肛管皮肤下静脉丛发生扩张和屈曲所形成的柔软静脉团。多见于经常站立者和久坐者。痔疮包括内痔、外痔、混合痔，是肛门直肠底部及肛门黏膜的静脉丛发生曲张而形成的一个或多个柔软的静脉团的一种慢性疾病。

✺ 主要症状

根据痔疮的症状以及对人体健康的危害程度不同，可分为三期：

Ⅰ期，无痛苦，主要以便血、分泌物多、痒为主；

Ⅱ期，有便血，痔随排便脱垂，但能自行还纳；

Ⅲ期（又称为晚期），内痔脱垂于肛门口外，或每次排便脱出肛门口外，不能自行还纳，必须用手托回。

✺ 危险因素

慢性便秘是痔疮最常见的诱因，其他诱因包括：

❶怀孕和分娩。

❷排尿困难。

❸肥胖症。

❹从事抬举重物或长期久坐的工作。

❺严重腹泻。

✳ 疾病防治

建议做到以下几点，降低痔疮的发病率：

❶食用含有新鲜水果、蔬菜以及全麦谷类的高纤维饮食。

❷补充足够的液体。

❸将体重控制在正常范围内。

❹避免长期用力。

❺不要延迟肠道排空。

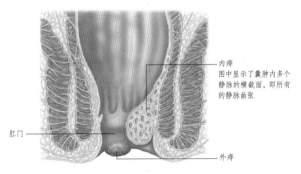

内痔
图中显示了囊肿内多个静脉的横截面，即所有的静脉曲张

肛门

外痔

痔疮可能位于肛管外，有时也被称为脱疮，这需要手术切除。

肛裂

所属部位：臀部	多发人群：男性青壮年
就诊科室：肛肠外科	传 染 性：无传染性

肛裂是指从肛门口伸展至肛管里的溃疡。病因不清楚，但有可能是因为排出大而硬的粪便所引起。肛裂也可以由肛交过程中薄弱组织受到创伤所导致。

✳ 主要症状

肛裂病人的典型临床表现有疼痛、便秘和便血。其他如肛门瘙痒、分泌物、腹泻等。

✳ 疾病防治

大多数肛裂会自然愈合。因便秘引起的肛裂，建议吃高纤维的食物，多喝水，多运动，不要延迟排便、用力过度或者在厕所坐太久。

如果疼痛发作的话可以坐在油炸圈饼型的枕头上或者躺床上休息。医生也会推荐一些自我缓解肛门瘙痒或者痔疮的技巧，因为这些技巧对肛裂同样适用。如果肛裂不能愈合或者复发，医生会建议手术扩开肛门括约肌并缝合肛裂。

肛瘘

所属部位：臀部	多发人群：青壮年
就诊科室：肛肠外科	传 染 性：无传染性

肛管直肠瘘主要侵犯肛管，很少涉及直肠，故常称为肛瘘，是与会阴区皮肤相通的肉芽肿性管道，内口多位于齿线附近，外口位于肛周、皮肤处。发病率仅次于痔，多见于男性青壮年，可能与男性的性激素靶器官之一的皮脂腺分泌旺盛有关。

✳ 主要症状

主要症状是反复自外口流出少量脓液，污染内裤；有时脓液刺激肛周皮肤，有瘙痒感。若外口暂时封闭，脓液积存，局部呈红肿，则有胀痛，封闭的外口可再穿破，或在附近穿破形成另一新外口，如此反复发作，可形成多个外口，相互沟通。

✳ 疾病防治

❶建立正常的膳食习惯，养成良好的排便习惯。

❷及时治疗肛窦炎、肛乳头炎，防治便秘和腹泻。

❸肛门灼热不适、肛门下坠者要及时查清原因，及时治疗。

直肠脱垂

所属部位：臀部	多发人群：儿童、老年人、女性多见
就诊科室：肛肠外科	传 染 性：无传染性

直肠脱垂是指直肠异常移位。在完全性直肠脱垂中，直肠内壁和肌肉壁的黏膜脱出肛门外。这种疾病通常是因为大便时用力过度引起的。

❋ 主要症状

在直肠脱垂的早期，直肠脱垂从体外看并不明显。首发症状可能是大便失禁和直肠有黏液或血流出。可能会有一些不舒服，但直肠脱垂很少引起疼痛。最明显的症状是直肠脱出肛门外，尤其在排便的时候。

❋ 危险因素

引起直肠脱垂的原因有营养不良、慢性咳嗽、腹泻、便秘等。

❋ 疾病防治

❶直肠脱垂患者要坚持做体育锻炼和强壮腹部肌肉锻炼，以改善人体气血亏虚及中气不足的状况，这对于巩固疗效和预防直肠脱垂具有很重要的现实意义。具体预防措施有：

（1）积极除去各种诱发因素，如咳嗽、久坐久站、腹泻、长期咳嗽、肠炎等疾病，婴幼儿尤要注意。（2）平时要注意增加营养，生活规律化，切勿长时间地蹲坐便盆，养成定时排便的习惯，防止大便干燥，便后和睡前可以用热水坐浴，刺激肛门括约肌的收缩，对预防直肠脱垂有积极作用。（3）有习惯性便秘或排便困难的患者，除了要多食含纤维素的食物外，排便时不要用力过猛。（4）妇女分娩和产后要充分休息，以保护肛门括约肌的正常功能。如有子宫下垂和内脏下垂者应及时治疗。（5）经常做肛门体操，促进肛提肌群运动，有增强肛门括约肌功能的效果，对预防本病有一定作用。

❷其他注意事项：

长期脱垂和失禁可使肛门松弛。

❋ 健康提示

直肠脱垂患者饮食宜清淡，容易消化，少渣滓，以免排粪次数增多。有习惯性便秘或排粪不畅的病人，平时要多食含纤维素多的蔬菜、水果，保持粪便柔软，排便时不要太用力或蹲厕过久。成人大便时，姿势宜斜卧，不宜直立，注意调理饮食，避免便秘或腹泻，以防直肠脱垂。患者不宜吃刺激性食物，如辣油、芥末、辣椒等；不宜过食油腻；不宜食用带鱼、螃蟹等发物。

肠易激综合征

所属部位：臀部
就诊科室：肛肠外科

多发人群：儿童、老年人、女性多见
传 染 性：无传染性

　　肠易激综合征（也称为痉挛性或激惹性结肠 IBS）是一种可以在消化道任何器官中引起多种症状的常见疾病，涉及的器官包括食管、胃、小肠和大肠。

✳ 主要症状

　　腹部结肠部位的不适、恶心，有隆隆声和气过水声等消化杂音。

✳ 疾病防治

❶ 经常放松心情，多做深呼吸，多外出走走。

❷ 少吃对肠胃刺激性较强的东西。

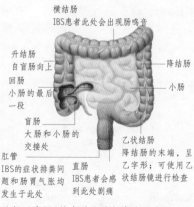

横结肠
IBS患者此处会出现肠鸣音

升结肠
自盲肠向上
回肠
小肠的最后
一段

降结肠

小肠

盲肠
大肠和小肠的
交接处

乙状结肠
降结肠的末端，呈乙字形；可使用乙状结肠镜进行检查

肛管
IBS的症状排粪问题和肠胃气胀均发生于此处

直肠
IBS患者会感到此处剧痛

已经证实IBS的各种症状都发生于大肠，心理学因素也会引发症状。

❸ 服用一些对调整肠道菌群比较有效的东西。

乳糜泻

所属部位：臀部　　多发人群：儿童与青年
就诊科室：消化内科　传染性：无传染性

乳糜泻（也称为炎性腹泻）是一种常见的遗传性疾病，是指患者在吃了一种含有谷蛋白的食物后激发机体的免疫系统对小肠内壁绒毛造成的损伤。

✱ 主要症状

腹胀，腹痛，慢性腹泻，或者排出发白、恶臭的大便。其他症状包括口腔溃疡，牙齿脱色，骨头和关节疼痛，肌肉痉挛，腿部的麻刺感，皮疹（皮炎），体重下降，或者易疲劳。乳糜泻可以导致婴儿发育不良和儿童成长延缓。对于妇女来说，乳糜泻可以导致月经期缺失（闭经），骨质丢失引起骨质疏松和骨折。

✱ 危险因素

大量研究已证实麦胶可能是本病的致病因素，并认为发病机理是遗传、免疫和麦胶饮食相互作用的结果。

✱ 疾病防治

本病与进食麦粉关系密切，故对本病的易感人群，应该尽量减少进食麦粉。

大便失禁

所属部位：臀部	多发人群：所有人群
就诊科室：外科	传 染 性：无传染性

　　大便失禁是泛指消化道下端出口处失去正常的控制，这包括不同的内涵和不同的程度，如睡眠时不能控制排便，排气时出现漏粪和不能控制稀便，直至完全不能控制排气和排便等。

✳ 危险因素

　　主要和常见的病因有：①神经系统疾患；②结、直肠疾患：先天性巨结肠，溃疡性结肠炎，结、直肠癌，直肠脱垂，肛直肠畸形等；③肛直肠直接损伤，其中手术损伤是常见原因，包括肛瘘、肛裂和痔等手术以及硬化剂注射。此外，还有会阴撕裂，意外伤，枪弹伤和异物等病因。

✳ 疾病防治

❶坚持提肛运动，早晚均做 30 次。
❷按摩足三里、关元、长强等穴位。
这些疗法对肛门失禁都有一定的疗效。

肝硬化

所属部位: 腹部	多发人群: 所有人群
就诊科室: 消化内科	传 染 性: 无传染性

肝硬化是一种慢性疾病, 指瘢痕组织逐渐替代了正常的肝组织, 从而妨碍了肝脏许多重要功能的发挥。

✳ 主要症状

厌食、体重下降、易疲劳和体质虚弱。容易流血和受伤, 脸部、胳膊和上部分躯干会出现小的、红色的、网状蜘蛛痣, 腿部水肿或腹水, 黄疸。

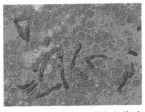

现已确知, 感染乙肝病毒是诱发肝硬化的病因之一。

✳ 危险因素

病毒性肝炎、血吸虫病、慢性酒精中毒、药物及化学毒物、营养不良、循环障碍等。

✳ 疾病防治

注意休息, 合理运动, 生活规律, 多吃新鲜蔬菜和水果, 注意避免刺激性食物, 戒酒。补充脂溶性维生素, 若进展到肝脏功能丧失的程度, 则需肝移植。

胃肠炎

所属部位：臀部	多发人群：所有人群
就诊科室：外科	传 染 性：无传染性

胃肠炎是消化道（尤其指胃和肠道）受刺激和发生炎症的通称。可分为慢性胃肠炎和急性胃肠炎两种。

✳ 主要症状

急性胃肠炎主要表现为恶心、呕吐、腹痛、腹泻、发热等，严重者可致脱水、电解质紊乱、休克等。慢性胃肠炎最常见的症状是腹泻、腹痛，进食后上腹部胀满、厌食、嗳气、恶心等。

✳ 危险因素

急性胃肠炎是由于食进含有病原菌及其毒素的食物，或饮食不当。

✳ 疾病防治

【预防】不食不洁净的瓜果、避免进食刺激性饮食、注意餐具卫生、不要边走边吃。

【治疗】急症发作时避免吃东西，症状减轻时不要进食有刺激的食物，注意补充水分，同时使用益生菌促进肠道有益菌群生长。

肝炎

所属部位：腹部	多发人群：所有人群
就诊科室：消化内科	传染性：有传染性

肝炎是由某种肝炎病毒——甲型、乙型、丙型、丁型、戊型——所引起的肝脏炎症。肝炎分急性和慢性肝炎。

❋ 主要症状

主要症状为乏力、食欲缺乏、肝功能异常，部分病人可有发热及黄疸等，有的病程迁延或反复发作成为慢性；少数人发展成为重症肝炎。

❋ 危险因素

肝炎致病因素多种多样，如病毒、细菌、寄生虫、化学毒物、药物和毒物、酒精等，侵害肝脏，使得肝脏的细胞受到破坏。

❋ 疾病防治

❶疫苗：肝炎能通过注射疫苗来预防。

❷戒酒：戒酒是保肝的一大重要因素。

❸限脂：控制含糖类食品的摄入，坚持体育锻炼。

❹注意饮食卫生，饭前便后洗手，不喝生水。

胆石

所属部位：腹部	多发人群：所有人群
就诊科室：消化内科	传染性：无传染性

胆石症是指胆道系统（包括胆囊和胆管）的任何部位发生结石的疾病，结石的种类和成分不完全相同，临床表现取决于结石是否引起胆道感染、胆道梗阻及梗阻的部位和程度。

✳ 主要症状

右上腹部或中上腹部的剧烈疼痛，疼痛会放射到肋骨周围或者后背，这种疼痛称为胆绞痛。在几小时后达到高峰，随后就会消退。通常会有恶心和呕吐。

✳ 疾病防治

❶注意饮食。食物以清淡为宜，少食油腻和炸、烤食物。

❷保持大便畅通。六腑以通为用，肝胆湿热，大便秘结时，症状加重，保持大便畅通很重要。

❸要改变静坐生活方式，多走动，多运动。

❹要养性。长期家庭不睦，心情不畅的人可引发或加重此病，要做到心胸宽阔，心情舒畅。

胆囊炎

所属部位：腹部	多发人群：35~55岁的中年人
就诊科室：消化内科	传染性：无传染性

胆囊炎是细菌性感染或化学性刺激（胆汁成分改变）引起的胆囊炎性病变，为胆囊的常见病。在腹部外科中其发病率仅次于阑尾炎，本病多见于35～55岁的中年人，女性发病较男性为多，尤多见于肥胖且多次妊娠的妇女。

✱ 主要症状

有右上腹的剧痛，疼痛会放射到后背和肩胛骨。随着胆囊炎的发展，病人体温会升高，可能会有恶心和呕吐。如果状况得不到改善，就会有黄疸（皮肤和巩膜发黄）发生。

✱ 疾病防治

【预防】适量运动防止过度肥胖；讲究饮食卫生，切忌暴饮暴食，食物以清淡为主，适当节制脂肪食物；注意保暖，防止腹部受凉；有胆结石的人，及时治疗，避免引起胆囊发炎；当有肠虫时，及时应用驱虫药物，驱除肠虫。

【治疗】治疗方面主要有手术治疗和吃中药治疗。

急性胰腺炎

所属部位：腹部　　　　多发人群：所有人群
就诊科室：内科，肝胆外科　传染性：无传染性

急性胰腺炎以胰腺突然发生严重的炎症为特征。其中80%以上的病人病情较轻，即急性水肿性胰腺炎，可经非手术治愈，基本上是一种内科病。10%左右的病人属于重症胰腺炎，即急性出血性坏死性胰腺炎，常须手术治疗，应视为外科病。

✳ 主要症状

急性水肿型胰腺炎主要症状为：

· 上腹剧痛，患者移动时疼痛更加剧烈。
· 恶心、呕吐。
· 发热。
· 腹部表面的皮肤有青肿现象。

而出血坏死型胰腺炎的症状除上述情况外，又因胰腺有出血、坏死和自溶，故又可出现休克、高热、黄疸、腹胀以至肠麻痹、腹膜刺激征以及皮下出现瘀血斑等。

✳ 危险因素

大多数急性胰腺炎病例是因过度饮酒所导致。其

他的病因包括一些药物反应，十二指肠溃疡穿孔，甲状旁腺功能亢进，腹部创伤。急性胰腺炎也可以由胰腺癌、血中甘油三酯或者钙水平升高或者器官畸形所引起。

✳ 疾病防治

❶ 预防肠道蛔虫，及时治疗胆道结石以及避免引起胆道疾病急性发作。

❷ 不要大量饮酒。

❸ 不可暴食暴饮。

❹ 药物治疗。

❺ 手术治疗。

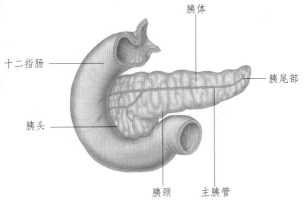

胰腺是一个细长的器官，它能产生并分泌出人体所需的重要激素。

慢性胰腺炎

所属部位：腹部　　　　多发人群：老年人
就诊科室：消化内科　　传 染 性：无传染性

慢性胰腺炎是由于各种因素造成的胰腺组织和功能的持续性、永久性损害。胰腺出现不同程度的腺泡萎缩、胰管变形、纤维化及钙化，并出现不同程度的胰腺外分泌和内分泌功能障碍。

✳ 主要症状

主要症状是疼痛，通常是隐痛和绞痛，首先发生于腹部和后背。疼痛通常在喝酒和吃饭后加重，当坐起或向前弯腰的时候疼痛会有所缓解。患者正常吃饭体重仍然会下降，形成黄色、恶臭的溏稀便。若胰腺中合成的胰岛素细胞被破坏，病人就会有糖尿病症状。

✳ 危险因素

胆道疾病（结石、炎症、蛔虫）；慢性酒精中毒；肠道炎性病变、肝硬化、营养不良、噻唑类药等。

✳ 疾病防治

积极防治相关疾病；积极、彻底地治疗急性胰腺炎；少饮酒；饮食有度；避免不良的精神刺激。

第五章

泌尿系统疾病

　　泌尿系统也称尿路，是一个复杂的过滤系统和排泄单元。它可以重新吸收血液中对身体有用的物质，同时把对身体不再需要的废弃物质以尿的形式排出体外。泌尿系统由一对肾、两个输尿管、一个膀胱和一条尿道构成。除了重要的排泄功能外，肾还可以产生控制红细胞生成和调节血压的激素。

急性肾盂肾炎

所属部位：腰部　　　　多发人群：所有人群
就诊科室：肾内科　　　　传 染 性：无传染性

急性肾盂肾炎是一种累及肾实质和肾盂的感染性疾病，多数为一侧，偶尔双侧肾脏受累。常由身体其他部位的细菌传播至肾脏所致。也可发生在健康人身上，其原因未知。

✳ 主要症状

背部腰部上方出现突然、激烈的疼痛，疼痛常常表现为一侧较重，并向周围和腹股沟放射。体温会升高（经常升至 38.9~40℃），常伴有寒战或哆嗦、恶心、呕吐等。可能会出现小便困难、小便疼痛，就算膀胱空虚，亦可能出现尿急现象。尿液常出现云雾状，若尿液中含有血细胞则可能呈现淡红色。

✳ 疾病防治

急性肾盂肾炎的治疗包括休息、大量补液（每天至少 8 大杯水）、静脉使用抗生素或口服。医生也会治疗引起感染的一些潜在疾病。如果急性肾盂肾炎反复发作，则尿路可能存在解剖性的异常，需要外科手术治疗。

慢性肾盂肾炎

所属部位：腰部	多发人群：女性
就诊科室：肾内科	传 染 性：无传染性

慢性肾盂肾炎是由于急性感染期间治疗不当或者不彻底而转入慢性阶段。

✳ 主要症状

发展之前通常没有明显的症状。随着病情的发展，肾功能衰竭的早期症状会渐渐地表现出来，包括疲劳、恶心、皮肤瘙痒等。

✳ 危险因素

儿童时期有过急性尿路感染而治疗不彻底，到成人时逐渐发展为慢性肾盂肾炎。有些急性肾盂肾炎治愈后，因经尿道器械检查后而又激发感染。尿流不畅、膀胱输尿管反流也是引起反复尿路感染、肾瘢痕形成、肾功能损害的主要原因。

✳ 疾病防治

每天多饮水，勤排尿，以冲洗膀胱和尿道。注意阴部清洁，以减少尿道口的细菌群。尽早查出和手术矫正影响内科治疗的各种不利因素。

肾小球肾炎

所属部位：腰部	多发人群：所有人群
就诊科室：泌尿外科	传 染 性：无传染性

肾小球肾炎又称肾炎。发生于双侧肾脏肾小球的变态反应性疾病。肾小球肾炎是常见的肾脏疾病，分为急性和慢性两种。

✳ 主要症状

❶ 尿液中少量的血会使其呈现出烟雾状，而大量的血会导致尿液呈鲜红色。

❷ 白天少尿而晚上次数增多。

❸ 皮肤，特别是脚踝水肿。

❹ 轻者晨起后见眼睑浮肿，重者水肿延及全身。甚至出现胸腔积液、腹水，出现气急和腹胀。

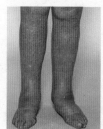

肾病综合征的典型症状为蛋白尿、低血清蛋白和严重的浮肿（组织充满液体）。

✳ 危险因素

关于肾小球肾炎的发病原因医学界不清楚，一般认为可能是肾小球基膜合成的遗传性缺陷引起。有明显的家族史。

❋ 疾病防治

【预防】

① 避免过度劳累，精神压力大。

② 谨防细菌或病毒感染，注意饮食营养，改善身体防御机能，保持环境卫生，以减少上呼吸道感染、咽峡炎、扁桃体炎等疾患。

③ 积极防治感染病灶、积极防治急性肾炎。减少机体感染机会，防止受冷着凉，预防感冒、化脓性扁桃体炎、皮肤化脓感染等疾病的发病。

【治疗】所有治疗的目的是减少炎症、限制对肾脏的破坏和恢复体质直到肾功能恢复。

· 药物

感染导致的肾炎可以通过抗生素治愈。肾炎和肾病均可以用抗生素药物治疗，也可以使用利尿剂，同时要注意饮食。肾病有时可以通过皮质类固醇得到抑制，包括泼尼松和可的松等药物。

· 透析

假如患者发展成肾衰，必须进行透析，它是一种过滤血中废物的治疗方法。

· 手术

对于肾衰，可以进行肾移植来治疗。

膀胱炎

所属部位：盆腔	多发人群：多见于女性
就诊科室：泌尿外科	传 染 性：无传染性

膀胱炎是一种常见的尿路感染性疾病，占尿路感染总数的 50% ~ 70%。因细菌感染而引起。其致病菌多数为大肠杆菌。通常多发生于女性。

✳ 主要症状

尿频、尿急，但每次尿量少，有时尿液有异味或尿中带血。排尿时可能会有尿道的灼痛或刺痛感。夜间可能会因为强烈的尿意而醒来，同时伴有脐下膀胱区的不适。可能导致发热。

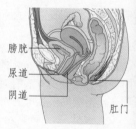

膀胱

尿道

阴道

肛门

女性的尿道较短，所以容易罹患膀胱感染。

✳ 疾病防治

① 平日保持自身的清洁。

② 做爱前后若能排尿尽量排掉，不要有憋尿情况。

③ 多喝水，以有效避免细菌入侵的可能性。

④ 养成每 2 ~ 3 个小时一次的排尿习惯，注意添加 B 族维生素和乳酸菌等。

多囊肾病

所属部位：腰部	多发人群：所有人群
就诊科室：内科，肾内科	传 染 性：无传染性

多囊肾是一遗传性疾病，表现为肾脏有许多充满液体的囊肿。囊肿的数量会达到上千个。有大有小，随着时间的推移，囊肿会占据整个肾脏，使肾体积整个增大，表面呈高低不平的囊性突起，囊内为淡黄色浆液，有时因出血而呈深褐色或红褐色。

✳ 主要症状

大多数患者在 40 岁左右才出现症状。

❶ 腰背部或上腹部胀痛、钝痛或肾绞痛。❷ 血尿。❸ 上尿路感染。❹ 合并肾结石。❺ 头痛、恶心呕吐、软弱、体重下降等慢性肾功能衰竭症状。

✳ 疾病防治

目前对多囊肾疾病并没有好的治疗方法，但对症治疗可以缓解疼痛、延长生命。

预防方面可以低盐低蛋白饮食，避免过分的剧烈活动，避免任何感染及外伤。

另外，现在对早期病例，积极采用减压手术，对晚期病例采用透析治疗或肾移植。

肾肿瘤

所属部位：腰部	多发人群：40 岁以上男性
就诊科室：肾内科	传 染 性：无传染性

肿瘤是细胞高速增殖时形成的异常团块样组织。肾肿瘤主要有两种类型，且均为恶性。一种为肾细胞癌，只发生于成人。一种为维尔姆斯瘤（即肾母细胞瘤），主要发生于小孩。

✳ 主要症状

肾细胞癌主要影响老年人，可能会引起：

· 尿中带血。

· 腰部疼痛肿大。

· 发烧。

· 贫血。

· 消瘦。

· 红细胞增多症。

· 睾丸内的静脉肿胀。

肾母细胞瘤多发于 3 岁以前的儿童，主要症状有：

· 腹部形成体积较大的团块。

· 尿中带血。

· 食欲较差。

· 恶心呕吐。

· 发热性疾病。

· 由于肾脏受损引起血压升高。

✳ 危险因素

肾细胞癌最常发生于40岁以上的男性。肾细胞癌是高度恶性的肿瘤，癌细胞可以进入血液并且向身体其他部位扩散，最常见的转移部位是肺和骨骼。肾肿瘤可

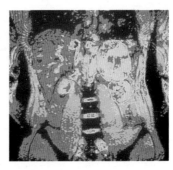

这张MRI图上显示出脊椎两侧各有一个肾脏（画图处）。右肾上部可以看到巨大的恶性肿瘤。

以生长几年而没有任何症状，常常在发现的时候已处于晚期。

✳ 疾病防治

❶ 戒烟，不酗酒。

❷ 慎用解热剂，如非那西汀等药物。

❸ 患有肾囊肿等肾脏疾病应积极治疗。

❹ 经常参加体育锻炼，平衡饮食，增加营养，保持心情愉快，增加机体免疫力。

❺ 经常食用具有防癌抗癌作用的食物。

肾结石

所属部位：腰部	多发人群：所有人群
就诊科室：肾内科	传 染 性：无传染性

肾结石指发生于肾盏、肾盂及肾盂与输尿管连接部的结石。多数位于肾盂肾盏内，肾实质结石少见。其形成原因可能与某些利尿剂和含钙的抗酸制剂、饮食、肾脏疾病、肠炎、尿路感染以及维生素 D 摄入过多有关。

✳ 主要症状

最典型的症状为起自肋腹或后背的疼痛，疼痛为间歇性的，可以在单侧或双侧同时感受到，且会顺着输尿管向盆腔或腹股沟蔓延，并在大腿内侧产生放射痛（男性还会放射到睾丸）。

其他症状：腹部胀大和腹痛；血尿；总有急迫的排尿感且排尿次数增加；排尿时有疼痛感和烧灼感；高热寒战；暂时性的肾功能衰竭。

✳ 疾病防治

最重要也最简单的方式预防方式就是大量摄取液体。保证每日最少摄入 2 升水。在天气炎热、运动过后或者发烧之后尤为重要。

膀胱结石

所属部位：腰部	多发人群：所有人群
就诊科室：泌尿外科	传 染 性：无传染性

膀胱结石是指在膀胱内形成的结石。它可以分为原发性膀胱结石和继发性膀胱结石。前者是指在膀胱内形成的结石，多由于营养不良引起，多发于儿童；后者则是指来源于上尿路或继发于下尿路梗阻、感染、膀胱异物或神经源性膀胱等因素。在经济发达地区，主要发生于老年男性，且多患前列腺增生症或尿道狭窄；而在贫困地区，则多见于儿童，女性少见。

❋ 主要症状

膀胱结石可以引起尿频、尿急、尿痛、血尿等。

❋ 危险因素

除营养不良的因素外，下尿路梗阻、感染、膀胱异物、代谢性疾病均可继发膀胱结石。

❋ 疾病防治

必须消除下尿路梗死和感染。如手术治疗前列腺增生症和尿道狭窄，根治尿路感染，尤其是那些分解尿素的细菌，避免膀胱异物，减少结石发生。

膀胱肿瘤

| 所属部位：腰部，盆腔，生殖部位 | 多发人群：所有人群 |
| 就诊科室：肾内科 | 传染性：无传染性 |

膀胱肿瘤是泌尿系最常见肿瘤，也是全身比较常见的肿瘤之一，大部分发生在三角区、两侧壁及颈部。

✱ 主要症状

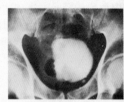

早期和最常见的症状是间歇性、无痛性、全程肉眼血尿。血尿常间歇出现并可自行停止或减轻，容易造成"治愈"或"好转"的错觉。一般为全程血尿，终末加重。

此X线照片中，可以看到右侧有明显较大的暗色团块即癌肿瘤。该肿瘤基本上已属于癌症晚期。

✱ 危险因素

可能的因素有：化学致癌物质；癌基因和抑癌基因；寄生在膀胱的埃及血吸虫病、膀胱黏膜白斑、腺性膀胱炎、尿石、尿潴留等也可能是膀胱癌的诱因。

✱ 疾病防治

加强劳动保护，减少外源性致癌物质的接触，平时多饮水，及时排尿，可能起到一定的预防作用。

急性肾衰竭

所属部位：腰部	多发人群：所有人群
就诊科室：肾内科	传 染 性：无传染性

急性肾功能不全是继发于休克，创伤、严重感染，溶血和中毒等病因的急性肾实质损害的总称，是一个综合征。它的主要病理改变是肾小管坏死，临床上出现少尿或尿闭，并伴有严重的水、电解质和体内代谢紊乱及尿毒症。

❊ 主要症状

急性肾衰竭的病人尿量会显著减少，可能会一天少于一杯。患者很快失去胃口，感到恶心不断加重，并出现呕吐。延迟治疗会导致倦怠、意识错乱、癫痫发作、昏迷和死亡。

❊ 疾病防治

预防主要是积极防治原发病，避免和祛除诱发因素是预防之根本。因此，要注意以下三点：

① 注意饮食起居，保持精神愉快。

② 尽量避免使用和接触对肾脏有毒害的药物或毒物。若属意外服用或接触应及时发现和及早治疗。

③ 及早治疗各种原发病。

慢性肾衰竭

所属部位：胸部　　　　多发人群：老年人
就诊科室：内科　　　　传 染 性：无传染性

慢性肾功能衰竭是由各种原因造成的慢性进行性肾实质不可逆损害，以尿毒素潴留、水电解质紊乱、肾性贫血和钙磷代谢紊乱等为主要表现的一组综合征。

✳ 主要症状

早期常有食欲缺乏、恶心呕吐、头痛、乏力和夜尿多，逐渐出现少尿、浮肿或血压高。多数病人口中有异味、口腔黏膜溃疡、鼻出血或消化道出血等，可有注意力不易集中、反应迟钝、肢体麻木、嗜睡或躁动不安等神经精神症状，严重者大小便失禁甚至昏迷。

✳ 危险因素

引发慢性肾功能衰竭最多的原因是慢性肾炎引起的肾小球坏死。

✳ 疾病防治

治疗高血压和糖尿病是减少慢性肾衰竭的关键因素。定期复查，制订饮食计划和服用药物，大多数慢性肾衰竭患者能过上健康丰富的生活。

终末期肾衰竭

所属部位：腹部　　　　多发人群：所有人群
就诊科室：内科　　　　传染性：无传染性

终末期肾衰竭是肾衰竭最严重的形式，通常发生于慢性肾衰竭或急性肾衰竭进展到肾脏不能再工作的阶段。

✳ 主要症状

终末期肾衰竭病人会发生许多不同的症状，包括嗜睡、虚弱、头痛、混乱、谵妄、癫痫发作等，也可能会发生心包积液、心律失常、肺水肿（会产生气短）和皮下水肿（产生全身肿胀）。有的还会出现口腔真菌感染、恶心、呕吐、腹泻、胸部或骨的疼痛，严重的皮肤瘙痒等。女性可能会停止行经。

✳ 疾病防治

对终末期肾衰竭的治疗比较复杂，必须根据不同病人和不同的需要来进行个体化治疗。

因为肾功能的损害是不可逆的，所以对于大部分病人唯一有效的治疗是透析治疗或进行肾脏移植。

透析方法有两种：

· 血液透析

这是一种治疗进行性和持久性肾衰最常见的方法。血液逐渐通过流经一个装有特殊的过滤网的仪器，达到清除血液中的代谢废物和多余液体的目的。过滤后的血液重新输入病人体内。

· 腹膜透析

将一根导管插入腹腔，注入清洁液体，血液中的有害物质和多余的液体通过腹膜渗透到透析液中。透析液主要包含有一种糖分，可以将血液中的有害物质和多余的液体抽吸到腹腔中的透析液中，当将透析液抽走时，有害物质和多余的液体一同被带走。

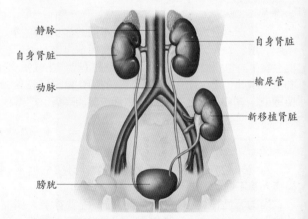

静脉

自身肾脏

动脉

膀胱

自身肾脏

输尿管

新移植肾脏

肾移植位置图。在腹部下方近骨盆的位置显示移植肾的位置。自身肾脏一般不摘除，除非有慢性感染或增大挤压到新移植肾时，才会摘除。

第六章

生殖系统疾病

两性的生殖系统由各种不同的部分组成，是身体最精密的系统之一。女性的生殖系统由卵巢、输卵管、子宫和阴道组成；男性的生殖系统由睾丸、前列腺和阴茎组成。这些部分巧妙地联系在一起，使生殖系统具备了它独特的功能。

早泄

所属部位：男性股沟	多发人群：青年，中年男性
就诊科室：男科	传 染 性：无传染性

早泄是指阴茎插入阴道后，在女性尚未达到性高潮，而男性的性交时间短于 2 分钟，提早射精而出现的性交不和谐障碍。

✳ 危险因素

❶ 精神紧张、神经衰弱，体质弱，身体有某种疾病等。
❷ 有器质性疾病，如尿道炎、精囊炎、前列腺炎等。
❸ 包皮过长、紧身内裤等过度刺激等。

✳ 疾病防治

❶ 药物治疗：主要使用一些抗抑郁及镇静剂，对器质性病变者使用一些抗生素以治疗原发病等。
❷ 心理治疗：主要分析导致早泄的精神因素，然后进行心理疏导，使之消除病因，以建立正常的射精条件反射。
❸ 行为治疗：（1）通过使用一些麻醉剂或类似药物降低龟头的敏感性。（2）通过妻子对阴茎的反复训练，以延缓射精紧迫感，提高射精阈值。（3）改变性交动作，减少大幅度的动作。

阳痿

所属部位：男性股沟	多发人群：中老年男性
就诊科室：男科	传 染 性：无传染性

又称"阳事不举"，是指男性在性生活时，阴茎不能勃起或勃起不坚或坚而不久，不能完成正常性生活，或阴茎根本无法插入阴道进行性交等，是最常见的男子性功能障碍性疾病。

✳ 危险因素

引起阳痿的原因包括生理上的和心理上的，心理的因素往往是跟性行为和感情紧密相关。常见生理因素包括：（1）血管的疾病。（2）药物（包括一些用于治疗高血压和低血压的药物）。（3）糖尿病。（4）在前列腺手术的时候神经受损。（5）肝脏的疾病。（6）多重硬化症。

✳ 疾病防治

❶ 缓解压力，平复忧郁的情绪。

❷ 戒烟。

❸ 降低酒精饮料的饮用量。

❹ 药物定期重复治疗。

阴囊内积液

所属部位：男性股沟	多发人群：所有男性
就诊科室：男科	传 染 性：无传染性

积液是睾丸鞘膜内起润滑作用的液体的积聚，阴囊血肿是有睾丸外伤或破裂导致其周围血液的积聚所致。

✳ 主要症状

在一侧阴囊形成一肿块，肿块质地可软可硬，伴或不伴有疼痛。一些男性患者可能会有阴囊的沉重感。

✳ 危险因素

睾丸外伤；细菌感染。

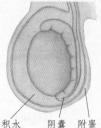

积水 阴囊 附睾

积水严格意义上来说就是阴囊中空的地方积水，这个部位液体的积聚使得睾丸周围的囊组织肿胀。

✳ 疾病防治

如无任何不适，则无需治疗。如果睾丸鞘膜积液常常伴有疼痛，医生会建议外科手术。如果阴囊血肿、精液囊肿、精索静脉曲张形成的肿块持续增大并引起不适感，则可能需要手术切除。

睾丸肿瘤

所属部位：男性股沟	多发人群：20~40岁青壮年
就诊科室：男科	传染性：无传染性

生在男性生殖系统睾丸的恶性肿瘤，是男性生殖系统的常见肿瘤，约占男性恶性肿瘤的 2%。好发于 20 ~ 40 岁男性青壮年。

✳ 主要症状

大多数患者，睾丸有一隆起的肿块。其他症状可能包括睾丸肿大、阴囊沉重感、突发性阴囊积液、乳房的肿胀或触痛。有些人可能会出现一侧睾丸或阴囊的疼痛或不适，背部、下腹部或腹股沟处的钝痛。

✳ 危险因素

睾丸肿瘤的确切病因不清楚，但隐睾与之有关，有隐睾者，发生睾丸肿瘤的机会是正常睾丸的 20 ~ 40 倍，其他引起睾丸肿瘤的因素可能与种族、遗传、化学致癌物质、损伤、感染、内分泌等有关。

✳ 疾病防治

戒烟，调整坏的饮食习惯，是预防的关键。
治疗方法包括外科手术、放射疗法和化疗。

附睾炎

| 所属部位：男性股沟 | 多发人群：中青年 |
| 就诊科室：男科 | 传 染 性：有传染性 |

附睾炎是每侧睾丸后面或上方附睾（位于每侧睾丸后上方卷曲的管道）的炎症。其原因是从尿路入输精管的细菌或病毒感染，或已经感染的尿液逆流导致。

✼ 主要症状

剧烈的疼痛和患侧阴囊的肿胀。肿胀区域发热和触痛，受影响的睾丸可能会有疼痛感或沉重感，也可能伴有轻度畏寒和发热，可能会感到下腹部或腹股沟区的不适，排尿时有灼痛感。

✼ 疾病防治

· 注意生活规律化，劳逸结合，忌烟酒及辛辣刺激。
· 保持大便通畅。
· 避免长时间久坐。
· 性生活不宜过频。

✼ 警告

对于某些附睾炎患者，其性伴侣也应该接受治疗以防通过性行为反复感染。

睾丸炎

所属部位：男性股沟	多发人群：所有男性
就诊科室：男科	传 染 性：无传染性

睾丸炎是由各种致病因素引起的睾丸炎性病变，可分为非特异性、病毒性、霉菌性、螺旋体性、寄生虫性、损伤性、化学性等类型。临床上常见的是非特异性睾丸炎及腮腺炎性睾丸炎，它是男性不育症常见病因之一。

✱ 主要症状

睾丸炎可引起疼痛、肿胀和阴囊沉重感，可伴有发热、恶心。某些患者可能会有尿道分泌物、小便疼痛、性交或射精时疼痛或精液中带血。

✱ 危险因素

流行性腮腺炎是最常见的睾丸炎发病原因。

✱ 疾病防治

1岁以下易感儿童可以进行接种流行性腮腺炎病毒疫苗预防流行性腮腺炎及并发的睾丸炎。常规应用雌激素或肾上腺糖皮质激素对流行性腮腺炎患儿可能有预防睾丸炎的作用，但目前尚有争论。

前列腺炎

所属部位：男性股沟	多发人群：青壮年为主
就诊科室：男科	传 染 性：无传染性

前列腺炎是前列腺的炎症，有三种基本形式：细菌性前列腺炎、非细菌性前列腺炎（又称慢性盆腔疼痛综合征）、无症状炎性前列腺炎。非细菌性前列腺炎最常见。前列腺炎的发生可伴或不伴有感染。

✳ 主要症状

阴茎、阴茎根部周围以及阴囊后面的疼痛。肛门有坠胀感并有急迫的解大便感觉。尿频，但小便很难排解并且感小便疼痛，小便量少，尿液中可能带血。其他可能的症状包括阴茎头部的疼痛、睾丸疼痛和下背部疼痛。细菌性前列腺炎的症状包括发热、寒战和恶心。

✳ 危险因素

❶ 前列腺充血。如性生活不正常（性生活过频、性交被迫中断、过多的手淫等）、直接压迫会阴部（骑自行车、骑马、久坐等）、不健康的生活方式（酗酒、贪食油腻食物等不良生活习惯）、感冒受凉。

❷ 尿液刺激。

❸病原微生物感染。

❹焦虑、抑郁、恐惧。

❺免疫性因素、过敏。

❻ 按摩过重。

✳ 疾病防治

❶抗生素治疗细菌性前列腺炎。

❷卧床休息及服用非甾体抗炎药，以减轻疼痛和炎症。

❸住院治疗。

❹手术治疗。

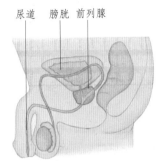

尿道　膀胱　前列腺

前列腺如同栗子般大小，位于男性膀胱基部，被尿道包围。前列腺产生的分泌物会和精子一起被喷射出去。

非细菌性前列腺炎不能用抗生素治疗。为了减轻非细菌性前列腺炎的症状，医生会建议采取以下措施：

·服用非处方非甾体抗炎药，如阿司匹林、布洛芬或萘普生，以减轻疼痛和炎症。

·温暖浴泡澡。

·避免咖啡因、酒精、辛辣的食物，这些会刺激前列腺。

·规律的运动，练习放松技巧，如深呼吸、冥想，以缓解与精神压力有关的疼痛。

良性前列腺增生

所属部位：男性股沟	多发人群：老年人
就诊科室：男科	传 染 性：无传染性

　　良性前列腺增生 (BPH) 主要是由于老年人性激素代谢障碍导致的不同程度腺体和 (或) 纤维、肌肉组织增生而造成前列腺体积增大，正常结构破坏并引起一系列功能障碍的疾病。

✳ 主要症状

① 尿频，夜间较显著。

② 进行性排尿困难 (前列腺增生最重要的症状)。

③ 尿潴留、尿失禁。

④ 前列腺增生合并感染时，亦可有尿频、尿急、尿痛及膀胱炎现象。有结石时症状更为明显，并可伴有血尿；晚期可出现肾积水和肾功能不全病象。长期排尿困难导致腹压增高，发生腹股沟疝、脱肛或内痔等。

✳ 危险因素

　　病因不明，可能与随年龄引起的激素改变有关。

✳ 疾病防治

·低脂肪、低胆固醇饮食。男性遵循此种饮食，其发生 BPH 的风险较低。

·多吃水果和蔬菜。遵循此种饮食的男性其 BPH
发病率较低。

·咨询你的医生，是否需要限制液体摄入量，尤
其是在睡觉期间，这可以减少夜间起床小便的次数。

·避免咖啡因、酒精、辛辣食物等，这些会刺激
前列腺，使夜间排尿增多。

·检查你的药品。有些药物——包括口服支气管
扩张剂、利尿剂、镇静剂、抗抑郁药和非处方，如抗
组胺药和减充血剂等，可使泌尿问题恶化。

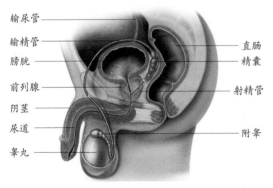

输尿管
输精管
膀胱
前列腺
阴茎
尿道
睾丸

直肠
精囊
射精管
附睾

良性前列腺增生（BPH）时，前列腺体积增大，时常感到需要小
便，小便前有延迟，遗尿，尿流细弱及少量血尿

男性膀胱炎

| 所属部位：男性股沟 | 多发人群：青壮年 |
| 就诊科室：男科 | 传 染 性：无传染性 |

膀胱炎是膀胱的炎症。男性膀胱炎通常很少见，常由严重的潜在性疾病所导致，如泌尿道的阻塞或肿瘤，或由身体其他部位蔓延过来的感染所致，如尿道或前列腺的感染。

✳ 主要症状

症状包括膀胱下腹部的压迫感或疼痛，排尿时瘙痒或烧灼感，小便急迫感，小便次数增多，尿液呈红色或褐色或有强烈异味。其他可能的症状包括疲倦、发热、发冷、呕吐、身体一侧疼痛或阴茎疼痛。

✳ 疾病防治

❶ 如果膀胱炎由尿路感染造成，医生会根据引起感染的原因，选择性地让患者服用抗生素或抗菌药物，同时治疗引起感染的潜在性因素。

❷ 医生将建议患者增加液体的摄入量（每天至少8杯水），同时避免摄入一些刺激性的液体，如酒精、柑橘类果汁、含有咖啡因的饮料等。因为这些会对膀胱产生刺激。

龟头炎

所属部位：男性股沟	多发人群：青壮年、儿童
就诊科室：男科	传 染 性：无传染性

龟头炎（又称龟头包皮炎），是指几种常见的包皮炎症。炎症起源于感染、包皮内卫生差、潮湿衣物的摩擦、化学肥皂、服装、避孕套、杀精剂中化学药物的刺激。未割包皮的男性比割了包皮的男性更容易发生龟头炎。

✳ 主要症状

龟头炎会造成包皮和龟头红肿、疼痛，使包皮上翻困难。如果出现包皮上翻困难，立即去看医生。

✳ 疾病防治

在潜在性的原因消除后，龟头炎通常能够治愈。如果这种情况是因局部卫生差所导致，医生会建议保持该区清洁，以防止疾病复发。应该避免使用强烈的肥皂、洗涤剂、洗发水，因为这些可刺激包皮皮肤。如果伴有感染，医生会让患者使用抗真菌、细菌的洗剂或口服药物来清除感染。对于顽固性龟头炎，医生则建议行包皮环切术（切除包皮）。

月经失调

| 所属部位：女性盆腔 | 多发人群：青年女性 |
| 就诊科室：内分泌科 | 传 染 性：无传染性 |

月经失调也称月经不调，妇科常见病，表现为月经周期或出血量的异常，或是月经前、经期时的腹痛及全身症状。病因可能是器质性病变或是功能失常。

✳ 主要症状

❶ 月经稀少：一次月经血量少于 10 毫升或少到连两层纸都湿不透，就算月经过少。

❷ 月经周期改变：多次月经周期改变在 7 天以上者。

❸ 月经过多：是连续数个月经周期中月经期出血量多，但月经间隔时间及出血时间皆规则，无经间出血、性交后出血或经血的突然增加。

如果持续一段时间出现以上情况，则有可能是月经不调，应当引起重视，因为月经不调通常也是引起不孕症发生的一个相关因素。

✳ 危险因素

许多妇女发生月经失调后，只是从子宫发育不全、急慢性盆腔炎、子宫肌瘤等妇科疾病去考虑，而忽视了在子宫之外去找原因。岂不知,许多不良习惯因素也可能导致月经失调,如情绪异常、起居无度、寒冷刺激、过度节食、嗜烟酒等。

✳ 疾病防治

❶ 注意经期及性生活卫生,防止经、产期间上行感染,积极预防和治疗可能引起经血潴留的疾病。

❷ 经期应注意保暖,忌寒、凉、生、冷刺激;注意休息、减少疲劳,加强营养,增强体质;应尽量控制剧烈的情绪波动,避免强烈的精神刺激,保持心情愉快;平时要防止房劳过度,经期绝对禁止性生活。

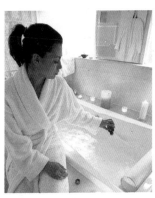

在温暖,舒适的环境中放松自己能缓解压力和焦虑,而压力和焦虑往往是引起月经紊乱的潜在因素

❸ 经期要注意饮食调理,经前和经期忌食生冷寒凉之品,不宜食用辛辣香燥之物。而且注意别滥用药。

月经过多

所属部位：女性盆腔	多发人群：青年女性
就诊科室：内分泌科	传 染 性：无传染性

月经过多是指经期长于7天或卫生垫不到2个小时会湿透。控制月经周期激素的自发性失调会导致月经过多。月经过多的原因还可能是子宫肌瘤、子宫内膜息肉或癌前病变即子宫内膜增生症。子宫内膜增生症很容易治疗，但如果不治疗，则可能进展为子宫癌。

✳ 主要症状

经期长于7天或卫生垫不到2个小时会湿透。

✳ 危险因素

可能是子宫肌瘤、子宫内膜息肉或癌前病变即子宫内膜增生症。其他因素有避孕方式不当、生殖器官的炎症、流产或异常妊娠、子宫内膜异位、血液病、功能异常等。

✳ 疾病防治

❶ 减少活动，可以饮用大量液体并补充铁剂。

❷ 根据医嘱服用相关药物。

❸ 子宫内膜刮除术。

经前期综合征

所属部位：全身	多发人群：青年女性
就诊科室：内分泌科	传 染 性：无传染性

　　女性在来月经的前一周左右所出现的身体和情绪上的变化称为经前期综合征。月经来潮后症状迅即消失。由于本病的精神、情绪障碍更为突出，以往曾命名为"经前紧张症""经前期紧张综合征"。

✳ 主要症状

　　常见症状包括月经期前的情绪波动、乳房触痛及肿胀，由于体液潴留导致体重的增加、腹部发胀，疲劳、食欲强、头痛、精力难以集中、易怒、焦虑、抑郁等。一些妇女也会出现关节与肌肉疼痛或恶心、呕吐。

✳ 疾病防治

　　在日常生活中要避免不必要的精神刺激，饮食要少盐，生活要有规律，多参加一些文娱和体育活动，就可使症状明显减轻甚至消失。对于症状比较严重的，可在医生指导下，服用苯巴比妥等镇静药物或孕激素、雄激素等来治疗。

痛经

所属部位：女性盆腔	多发人群：青年女性
就诊科室：内分泌科	传 染 性：无传染性

许多妇女在月经期间都会有下腹疼痛，有些妇女每个月都有痛经。这种疼痛称为原发性痛经，并认为是由于正常的激素水平变化导致的。原发性痛经可能会持续多年，直到绝经期才会消失。痛经也可能是其他疾病的一种症状，如子宫内膜异位症、盆腔炎或子宫肌瘤等，这种痛经称为继发性痛经。

✳ 主要症状

痛经的症状各不相同，有些妇女表现为下腹部或背部钝痛，有些有严重的盆腔绞痛。疼痛通常在月经前 12 ～ 24 小时开始，在月经的初期会很严重。有时疼痛会伴有恶心、呕吐、腿抽筋等。

✳ 危险因素

❶ 子宫颈管狭窄、子宫发育不良、

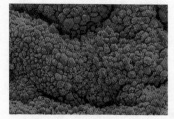

这张扫描图显示了子宫壁的增厚，这种情况常发生于月经期的后半阶段。

子宫位置异常。

❷ 精神、神经因素，遗传因素，内分泌因素。

❸ 子宫内膜以及月经血中前列腺素(PG)含量升高。

❹ 子宫的过度收缩，子宫不正常收缩。

❺ 妇科病如子宫内膜异位症、盆腔炎、子宫腺肌症、子宫肌瘤等。子宫内放置节育器(俗称节育环)也易引起痛经。

❻ 少女初潮，心理压力大、久坐导致气血循环变差、经血运行不畅、爱吃冷饮食品等。

❼ 经期剧烈运动、受风寒湿冷侵袭等。

❽ 空气不好受某些工业或化学性质气味刺激，比如汽油、香蕉水等。

✻ 疾病防治

【预防】妇女由于经、带、胎、产的特殊生理现象，易于导致病邪的侵害而发生痛经。所以日常注意个人卫生保健，是预防痛经的有效措施。

减轻痛经的方法：

❶ 蜂蜜牛奶法。每晚睡前喝一杯加一勺蜂蜜的热牛奶，即可缓解甚至消除痛经之苦。

❷ 足部指压法。足部含有一些指压点，被认为与骨盆部位的气路相连。在脚踝双边的凹陷处，皆有指压点。轻轻地用拇指与其他指尖捏后，沿着跟腱而上，直至小腿肌。右脚做完，换左脚，各指压数分钟。

卵巢囊肿

| 所属部位：女性盆腔 | 多发人群：青年女性 |
| 就诊科室：内分泌科 | 传 染 性：无传染性 |

卵巢囊肿是卵巢表面或卵巢中间有充满液体的囊形成。大多数卵巢囊肿是无害的，并且在 2 个月内能自行消失。其他的卵巢囊肿能干扰性激素的产生或出现癌变。

✳ 主要症状

下腹部的钝痛以及性交痛。有些囊肿发生扭转、出血或破裂，造成突发性剧痛和内出血，对生命构成威胁。当囊肿影响到激素的产生时，症状包括不规则阴道出血或体毛增加。

✳ 疾病防治

定期作妇科检查，早发现、早诊断、早治疗。

月经期和产后妇女应特别注意摄养、严禁房事，保持外阴及阴道的清洁，尽量减轻生活中的各种竞争压力，切忌忧思烦怒，学会自我调节、注意保暖，避免受寒，不要冒雨涉水、冷水淋洗、游泳等，劳逸适度，饮食富于营养，宜清淡、易消化，忌食生冷刺激性食物，保持机体正气充足，气血通畅，身心健康。

子宫肌瘤

所属部位：女性盆腔	多发人群：青年女性
就诊科室：肿瘤科	传染性：无传染性

子宫肌瘤，又称子宫平滑肌瘤，是女性生殖器最常见的一种良性肿瘤，多无症状，少数表现为阴道出血，腹部触及肿物以及压迫症状等。如发生蒂扭转或其他情况时可引起疼痛。

✳ 主要症状

多数患有子宫肌瘤的妇女没有症状，尤其是在肌瘤较小时。有的妇女会经历大量出血、盆腔的不适或疼痛、肿瘤对附近器官的压迫，缺铁性贫血等。

✳ 疾病防治

小的子宫肌瘤不引起任何症状而无需治疗。已不再计划怀孕的女性，可以选择子宫内膜切除术。

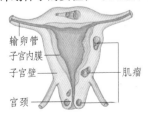

输卵管
子宫内膜
子宫壁
宫颈
肌瘤

肌瘤长在子宫壁内，由形成子宫内壁的那些肌肉组织构成。肌瘤可能是一个，也可能是多个同时出现。

盆腔炎

所属部位：女性盆腔	多发人群：青年女性
就诊科室：妇科	传 染 性：无传染性

当细菌或病毒感染子宫并蔓延到输卵管、卵巢及周围组织时，就导致了盆腔炎（PID）的发生。感染通常是在与感染者进行性交通过阴道传染的，最常见于年轻、性生活活跃的女性。

✳ 主要症状

急性或突发性盆腔感染会引起下腹部的剧烈疼痛和压痛，并可能引起高热。慢性盆腔炎可引起轻度、经常性的下腹疼痛，有时伴腰背部痛和低热。都会有性交痛、月经不调及较多的有恶臭味的阴道分泌物。

✳ 危险因素

· 性活跃的妇女，尤其是年龄小于 25 岁的妇女。
· 患有性传播疾病的女性。
· 有多个性伴侣的女性。
· 其性伴侣有多个性伴侣的女性。
· 阴道灌洗。

✳ 疾病防治

【预防】（1）妇科检查、分娩、流产、人工流产时，要注意清洁卫生，用具和器械要严格消毒，防止感染。（2）要注意性生活的卫生，夫妻双方均应清洗外阴，防止将病菌、霉菌、滴虫等病原体带入阴道，进而引起盆腔炎。（3）经期和产后60天内，严禁性生活。（4）平时要经常清洗外阴，勤换内裤，经常保持外阴部的卫生。（5）加强营养，注意休息，调节情志，适当运动，增强体质和抗病能力。

【治疗】抗生素被用于治疗盆腔炎。通常使用几种抗生素以覆盖各种感染的微生物。当盆腔炎是性传播造成时，患者应与其性伴侣同时治疗以防止通过性关系再次感染。偶尔需通过手术引流脓肿或去除瘢痕组织。

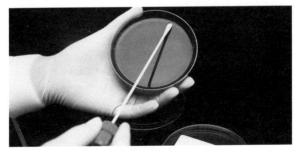

阴道分泌物培养，将阴道分泌物涂于载玻片或培养皿中，在显微镜下观察。

宫颈癌

所属部位：**女性盆腔**	多发人群：**青年女性**
就诊科室：**肿瘤科**	传 染 性：**无传染性**

当子宫颈外层的异常细胞（子宫开口的最下端）向子宫颈深部组织或附近的淋巴结蔓延并向上进入子宫内部时，会发生宫颈癌。

✳ 主要症状

宫颈癌的主要症状是月经期之间、性交后、绝经后出现异常的阴道流血。另一常见的症状是可出现较多的、水样的、有恶臭的阴道分泌物。晚期宫颈癌可以导致骨盆疼痛和背痛。

✳ 危险因素

国内外大量资料证实，早婚、早育、多产及性生活紊乱的妇女有较高的患病率。包皮垢中的胆固醇经细菌作用后可转变为致癌物质，也是其重要诱因。

✳ 疾病防治

治疗的方式包括外科手术切除，中医药，放射线治疗及化学治疗等方法。对Ⅱ、Ⅲ、Ⅳ期的患者均不宜手术治疗，手术后也容易转移或复发。

外阴瘙痒

所属部位：女性盆腔　　　多发人群：所有女性
就诊科室：内分泌科　　　传染性：无传染性

是外阴各种不同病变所引起的一种症状，但也可发生于外阴完全正常者，多位于阴蒂、小阴唇。也可波及大阴唇、会阴甚至肛周等皮损区，长期搔抓可出现抓痕、血痂或继发毛囊炎。

✴ 主要症状

外阴瘙痒部位以阴蒂、阴阜、大小阴唇多见，面积大者可波及肛门周围。症状时轻时重（一般晚上加重），重者会使患者坐卧不宁，影响工作和休息。

✴ 危险因素

病菌感染如霉菌感染、滴虫感染；药物过敏、内衣、肥皂等引起的过敏；少数患者是因不注意外阴清洁，以至皮脂、汗腺、月经、阴道内分泌物等刺激引起。

✴ 疾病防治

注意经期卫生，保持外阴清洁干燥，切忌搔抓。不要用热水洗烫，忌用肥皂。衣着特别是内裤要宽适透气。忌酒及辛辣或过敏食物。

细菌性阴道炎

所属部位：女性盆腔　　　多发人群：青年女性
就诊科室：内分泌科　　　传 染 性：无传染性

细菌性阴道炎（通常简称为 BV）是最常见的阴道感染。通常是存在于阴道内的少量正常细菌过度生长所致。当这些细菌过度增长后，阴道内起防护作用的不同菌群发生了失调。感染可影响阴道、尿道、膀胱和生殖器部位的皮肤。

✳ 主要症状

阴道分泌物较平时增多，或者阴道分泌物为乳白色并且有令人不愉快的腥味，性交后腥味会更重。其他症状包括阴道内或附近有瘙痒或灼热感。

✳ 危险因素

阴道内生态平衡系统改变导致该病，如：大量使用抗生素或用碱性液体过度冲洗阴道。性交频繁。

✳ 疾病防治

保持外阴清洁，治疗期间禁止性生活，饮食宜清淡，忌辛辣油腻。

子宫内膜息肉

所属部位：女性盆腔	多发人群：青年女性
就诊科室：肿瘤科	传 染 性：无传染性

　　是指生长于宫颈、宫颈管内，或宫腔借细长的蒂附着于子宫壁内的肿块。是妇科常见病慢性子宫颈炎的一种临床表征。它是因为慢性炎症刺激使子宫颈管黏膜组织局部增生，而由于子宫自身有排异的倾向，致使增生的黏膜逐渐自基底部向宫颈外口突出而形成的息肉样改变。

✳ 主要症状

　　❶ 月经紊乱、经量增多、经期延长、出血量时多时少，淋漓不净。

　　❷ 宫颈口处看到或触及息肉，子宫体略增大。

✳ 疾病防治

　　❶ 无有效预防措施。主要防治措施为定期的妇女病检查，及早发现病变。

　　❷ 临床上以手术治疗、手术切除为主。

霉菌性阴道炎

所属部位：女性盆腔　　　多发人群：青年女性
就诊科室：内分泌科　　　传 染 性：有传染性

　　由霉菌感染引起。其发病率仅次于滴虫性阴道炎。多见于幼女、孕妇、糖尿病患者，以及绝经后曾用较大剂量雌激素治疗的患者。

✳ 主要症状

　　最常见的症状是：
　　·白带多。
　　·外阴及阴道灼热瘙痒。
　　·外因性排尿困难。
　　·外阴地图样红斑(霉菌性或念珠菌性外阴阴道炎)。

✳ 危险因素

　　其主要病因多见于：性接触传播，被污染的衣物用具，消毒不合格的卫生巾、卫生纸还有护垫。

✳ 疾病防治

　　【预防】
　　·尽量避免用避孕药的方式避孕。
　　·不穿紧身化纤内裤。

　　·怀孕期间有病者以局部治疗为主，尽量避免使用口服药。

　　·培养良好的卫生防病意识。

　　·尽量避免使用消毒洗剂、药物洗剂等，用清水清洗外阴就行了。

　　·内衣裤一定要单独清洗，勤换内衣裤。

　　·预防糖尿病，合理用药。

　　·60°热水清洗、浸泡洗衣机。

　　【治疗】抗真菌药广泛用于霉菌感染，含有咪康唑和克霉唑的软膏或栓剂有时用于感染霉菌性阴道炎的妇女，有时有性关系的双方应同时使用抗真菌药物。这些药物可以是处方药也可以是非处方药。另外也可选用氟康唑等口服抗真菌药物。

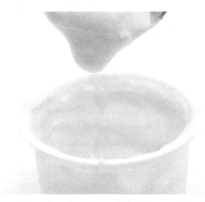

吃含有活性乳酸菌的酸乳酪可以预防复发性的阴道霉菌感染。

滴虫阴道炎

| 所属部位：女性盆腔 | 多发人群：青年女性 |
| 就诊科室：妇产科 | 传 染 性：有传染性 |

由阴道毛滴虫引起的一种阴道炎。阴道毛滴虫是一种厌氧性寄生虫，有嗜血和耐碱的特性，故当月经来潮后，阴道 pH 值升高，有利于阴道毛滴虫的繁殖，它能溶解阴道上皮细胞内的乳酸铁，便于炎症的发作。

✳ 主要症状

外阴瘙痒，白带增多，白带为淡黄色泡沫状，严重时白带可混有血液。并有灼热感、性交痛，伴有尿道感染时可有尿频、尿痛，甚至血尿。

✳ 危险因素

通过性交传播或间接传播（经浴池、浴盆、游泳池、衣物、敷料及污染的器械等传播）。

✳ 疾病防治

【预防】讲究卫生，养成勤洗澡，勤换内衣裤的良好习惯，脚盆、浴巾要专人专用，并经常洗晒消毒。对于孕妇，特别要注意月经期前后及孕期的卫生保健。

【治疗】坚持内外用药、夫妇同治，搞好个人卫生。

女性尿道癌

所属部位：女性盆腔	多发人群：40~60 岁女性
就诊科室：肿瘤科	传 染 性：无传染性

女性尿道较短、但癌发病率比男性尿道癌为高。早期即可有尿道流血、尿频、尿急、尿痛等症状。肿瘤增大，也会引起排尿困难。

✱ 主要症状

常见症状为尿道流血和血尿，其他症状有尿频、尿痛、排尿烧灼感、排尿困难、痛、痒、痒或性感不快等。局部可见到或触到肿块。尿道或阴道流出黄色或血性带臭味的分泌物。

✱ 危险因素

女性尿道癌的发病原因不明，但有人认为与长期刺激和慢性炎症有关，如产伤、尿道感染等。

✱ 疾病防治

无特殊有效的预防措施，改变坏的生活方式，注意个人卫生是预防的关键。

不孕症

所属部位：女性盆腔	多发人群：女性
就诊科室：妇产科	传染性：无传染性

　　凡夫妇同居 2 年以上，没有采取避孕措施而未能怀孕者，称为不孕症，婚后 2 年从未受孕者称为原发性不孕；曾有过生育或流产，又连续 2 年以上不孕者，称为继发性不孕。

✳ 危险因素

　　内因：先天性发育异常，排卵障碍，女方输卵管不通，功能不良，免疫因素。

　　外因：环境污染，有毒、有害物质的侵袭，营养不良、微量元素缺乏、维生素缺乏等。

✳ 疾病防治

　❶ 正确认识月经初潮。

　❷ 经期讲究卫生。

　❸ 发现月经不调应尽早治疗。

　❹ 凡是月经迟来、发育比较迟缓的少女，应认真锻炼，适当辅以药物调理。

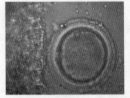

引起妇女不孕的原因很多。即使卵子能成功释放，如图所示仍会有障碍物阻碍卵子的通路。

卵巢癌

所属部位：女性盆腔	多发人群：50 ~ 60 岁女性
就诊科室：肿瘤科	传 染 性：无传染性

卵巢癌是妇女因癌症死亡的主要原因之一。虽然卵巢癌可发生于任何年龄，但最常见50岁以后的女性。癌症可以起源于卵巢或来自身体其他部位的肿瘤转移至卵巢。

✳ 主要症状

可能导致下腹疼痛或不适，包括胀气、消化不良、肿胀、腹胀或抽筋。最先表现出来的征象可能是感觉腰围处的衣服没有明显的原因越来越紧。食欲缺乏、小便频数、恶心伴随腹泻、便秘很常见，你甚至在进食易消化的食物后也会感到腹胀。

✳ 危险因素

病因可分以下几个方面：癌症发病外部因素（包括化学、物理、生物等致癌因子）；癌症发病内部因素（包括免疫功能、内分泌、遗传、精神因素等），以及饮食营养失调和不良生活习惯等。

✳ 疾病防治

治疗原则：卵巢恶性肿瘤以手术治疗为主、并辅以放射治疗，化疗等综合治疗。

对于卵巢癌的预防，可以有以下的几个方面供参考：如均衡的饮食习惯、低脂高钙的饮食结构、平时多运动、避孕时不妨服用一些避孕药。

✳ 高危人群

· 终生未生育过的女性。
· 绝经期延迟的女性。
· 家族中有人曾经患过这种病的女性。

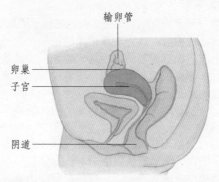

输卵管

卵巢
子宫

阴道

如果恶性的肿瘤在卵巢边扩散，那就需要手术切除整个子宫。手术将切除子宫、输卵管、卵巢、阴道顶部和淋巴结。

尿道炎

所属部位：女性盆腔	多发人群：女性
就诊科室：泌尿外科	传 染 性：无传染性

尿道炎是一种常见病，多见于女性，临床上分为急性和慢性、非特异性尿道炎和淋菌性尿道炎，后两种临床表现类似。多为致病菌逆行侵入尿道引起。

✳ 主要症状

① 尿频、排尿灼痛和血尿。

② 尿道刺痛和排尿不适。

③ 急性发作时耻骨上区和会阴部有钝痛，可见尿道口发红，有分泌物。

✳ 危险因素

① 经期卫生不注意。

② 细菌感染。

③ 阴道炎、宫颈炎患者没有得到及时的治疗。

✳ 疾病防治

尿急时，不要延缓上厕所；口渴时，就应多喝水或其他饮料；性交后应排尿并且清洗。在大解后，应用清水加以清洗。

闭经

所属部位：女性盆腔	多发人群：女性
就诊科室：内分泌科	传 染 性：无传染性

妇科疾病中常见症状，分为原发性和继发性两种。凡年过 18 岁仍未行经者称为原发性闭经；在月经初潮以后，正常绝经以前的任何时间内（妊娠或哺乳期除外），月经闭止超过 6 个月者称为继发性闭经。

✱ 主要症状

月经闭止超过 6 个月。

✱ 危险因素

1. 某些药物，如长期避孕药等或者人流频繁。
2. 受凉而导致的月经紊乱。
3. 骤然间的减肥、减食。
4. 性格内向孤僻者。

✱ 疾病防治

1. 忌多产房劳。
2. 忌临经涉水感寒。
3. 忌哺乳期过长。
4. 忌情志不调。

附件炎

| 所属部位：女性盆腔 | 多发人群：女性 |
| 就诊科室：内分泌科 | 传染性：无传染性 |

附件炎是指输卵管和卵巢的炎症。盆腔腹膜炎，宫旁结缔组织炎，因此也被划入了附件炎范围。以输卵管炎最常见，由于解剖部位相互邻近的关系，往往输卵管炎，卵巢炎、盆腔腹膜炎同时并存且相互影响。

✳ 主要症状

分为急性和慢性两种。急性附件炎症状明显，如发热、寒战、下腹剧痛等。慢性附件炎有程度不同的腹痛，或小腹坠胀和牵扯感，时轻时重，伴有白带增多、腰疼、月经失调等症状。

✳ 危险因素

月经期性交；放置宫内节育器后不注意个人卫生或手术操作不严格；性病感染；体内其他部位潜藏感染病灶未经及时治疗。

✳ 疾病防治

积极彻底地治疗急性输卵管卵巢炎、盆腔腹膜炎，是预防的关键。手术治疗、药物治疗、物理疗法。

子宫内膜增生

所属部位：女性盆腔	多发人群：女性
就诊科室：妇产科	传 染 性：无传染性

子宫内膜增生症是子宫内膜过度增生，增厚的子宫内膜在月经期时不能像正常的子宫内膜那样脱落流出体外。这种病症通常是由于排卵不规则所导致，如绝经前后的妇女。

✳ 主要症状

月经周期不规则或月经量多，而绝经后的妇女子宫内膜增生症最常见的症状是阴道异常流血。

✳ 危险因素

多认为是过多的雌激素导致的一种癌前病变。肥胖、高血压、糖尿病、未婚未产的妇女及绝经后延的妇女，特别是有子宫内膜癌家族史的妇女，要高度警惕。

✳ 疾病防治

药物治疗，如促进排卵的药、孕激素类药物。手术切除子宫（子宫切除术）的选择，通常只用于重度子宫内膜增生症经过长时间孕酮治疗后仍复发的患者。

子宫内膜异位症

所属部位：女性盆腔
就诊科室：妇产科

多发人群：生育年龄的女性
传 染 性：无传染性

子宫内膜是子宫内壁的膜，其在月经期内脱落，有再生能力。如果子宫内膜在骨盆内的其他部位，如卵巢（较少）或输卵管、阴道或肠子的表面生长，则称为子宫内膜异位。

✱ 主要症状

大多数情况下，症状包括月经前下腹或腰背的疼痛。有时月经周期会不规则，在性交时会有少许阴道流血，并且会有性交痛。

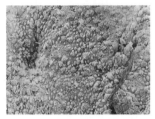

图中显示的子宫内膜异位患者的子宫囊肿。该囊肿位于子宫内膜邻接于卵巢的位置。

✱ 疾病防治

轻度不引起症状的子宫内膜异位症无需治疗。如果症状严重，可通过腹腔镜切除异位的子宫内膜组织，或利用热能将其破坏。影响到卵巢，可考虑激素疗法或外科手术治疗。症状严重的，医生将推荐子宫切除手术，切除的范围包括子宫、输卵管和卵巢。

慢性盆腔疼痛

所属部位：女性盆腔	多发人群：所有女性
就诊科室：妇产科	传 染 性：无传染性

持续反复发作的下腹部疼痛，持续 6 个月以上，并影响到妇女的日常生活称为慢性盆腔疼痛。患者可能会有性交痛或排便疼痛。

✱ 主要症状

月经周期不规则或月经量多，而绝经后的妇女子宫内膜增生症最常见的症状是阴道异常流血。

✱ 疾病防治

【预防】最好的预防慢性盆腔疼痛的方法是学习和进行自我放松，释放压力和进行安全性行为。注意补充营养，进行体育锻炼，按摩等也很重要。而且应及时治疗以免发生并发症。

【治疗】

❶ 药物治疗。如镇痛药、抗生素类、抗抑郁类药物。

❷ 手术治疗。子宫切除术或微创手术。

❸ 物理治疗。通过锻炼增强盆腔肌肉，按摩，牵引和使用热敷或冷敷可减轻慢性盆腔疼痛。

❹ 针灸治疗。

第七章 内分泌系统疾病

内分泌系统由内分泌腺和分布于其他器官的内分泌细胞组成，是机体的重要调节系统。它与神经系统相辅相成，共同调节机体的生长发育和各种代谢，维持内环境的稳定，并影响行为和控制生殖等。内分泌腺是人体内一些无输出导管的腺体。内分泌细胞的分泌物称激素。

糖尿病

所属部位：全身	多发人群：中老年人
就诊科室：内分泌科	传 染 性：无传染性

糖尿病是高血糖综合征的一种通俗说法。由于缺少胰岛素或者不具备降低血糖的能力，糖尿病会使人体内的血糖浓度日渐升高。

❋ 主要症状

糖尿病分为两种类型，也就是通常说的1型糖尿病和2型糖尿病。其中1型糖尿病的病情发展得较快，2型糖尿病则更为普遍。

主要症状有口干舌燥，多尿，瞌睡，视力模糊不清，由于起夜，睡眠质量差。

❋ 危险因素

遗传，病毒感染，肥胖，体力活动过少，以及糖刺激、紧张、外伤、或过多地使用升高血糖的激素等。

❋ 疾病防治

所有治疗手段的目的是将葡萄糖浓度保持在一个正常的范围内，避免过高或是过低。改变饮食习惯并终身保持是非常必要的，如果有需要，还可以和胰岛素注射或者药物治疗结合起来。

✳ 注意事项

　　糖尿病的并发症：

　　如果你患有糖尿病，你就需要注意一些并发症。

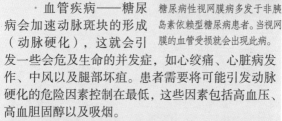

糖尿病性视网膜病多发于非胰岛素依赖型糖尿病患者。当视网膜的血管受损就会出现此病。

　　·血管疾病——糖尿病会加速动脉斑块的形成（动脉硬化），这就会引发一些会危及生命的并发症，如心绞痛、心脏病发作、中风以及腿部坏疽。患者需要将可能引发动脉硬化的危险因素控制在最低，这些因素包括高血压、高血胆固醇以及吸烟。

　　·神经系统——糖尿病会破坏小血管神经反射，会导致麻痹，特别是腿部。患者如果不知道这种情况，腿部组织就会受损，如果不治疗还会产生腿部溃疡。

　　·眼睛——糖尿病患者发生眼部疾病（高血压性视网膜病变）非常普遍，所有糖尿病患者都必须做常规的视力检查。

　　·肾——糖尿病会破坏肾部的小血管，降低肾的运作能力。这种破坏通过简单的浸量尺检测尿液中的蛋白质就可以发现。

　　·感染——患有糖尿病的人，即使是非常小心地控制血糖的人也很容易受感染。

垂体肿瘤

所属部位：头部	多发人群：所有人群
就诊科室：内科	传 染 性：无传染性

脑垂体分为三个部分——前叶、中叶和后叶。垂体肿瘤往往发生于垂体前叶。垂体肿瘤主要有两大类——垂体腺瘤和颅咽管瘤。垂体腺瘤是垂体内的细胞过度增生所致，因此通常是非恶性的。

✳ 主要症状

可以引起男性的勃起功能障碍或是女性的闭经、乳房增大以及不适当的乳汁分泌。

✳ 疾病防治

① 药物治疗。

② 外科手术切除或者放疗。

脑下垂体的结构

激素分泌神经元（神经细胞）

视丘下部

激素分子

毛细血管

垂体后叶

垂体前叶

将激素分子释放到身体血液循环中

循环系统中的激素

脑下垂体有2部分（前叶和后叶）。脑下垂体通过神经纤维杆和血管与视丘下部相连，激素从前叶流出，后叶则负责处理遗留的激素。

肢端肥大症

所属部位：全身	多发人群：30~50 岁的成人
就诊科室：内分泌科	传 染 性：无传染性

肢端肥大症是一类少见的疾病，是由于非癌性的垂体瘤引起垂体分泌过量的生长激素所致。过度分泌的生长激素引起骨骼变形以及内部脏器和组织的增大，包括心脏、肾脏、肝脏、脾脏、胰腺、甲状腺和甲状旁腺。该病在 30 ~ 50 岁的成年人多发。

✱ 主要症状

手足增大，脸部拉长，头部和颈部增宽，下巴、眉弓、鼻子和耳朵增大；皮肤变厚变黑，头发增粗，上肢、下肢和躯体的毛发也增粗；舌头变厚，部分患者声音变粗变哑。其他症状还包括手部麻木，多汗，疲劳，严重的头痛，关节僵硬，周身持续性钝痛。

✱ 疾病防治

医生会处方多巴胺激动剂如溴隐亭或卡麦角林来控制肿瘤的生长。医生还会处方生长抑素，该药也可以抑制生长激素是治疗肢端肥大症的常用药。如果这些药物无效，医生会建议患者进行外科手术切除或是放疗来切除或是破坏瘤体。

尿崩症

所属部位：腰部　　　　　多发人群：成人
就诊科室：内分泌科　　　传染性：无传染性

尿崩症是一种因精氨酸加压素（AVP，也称抗利尿激素，或是 ADH）缺乏从而导致机体排泄大量稀释的尿液（含有高比例水分的尿液）。

✱ 主要症状

尿崩症的主要症状是极度口干和大量排尿。患者会不分白天黑夜地整天要求喝水和排尿。

✱ 危险因素

严重的头部外伤引起的下丘脑或是垂体的损伤。该病还可以由于下丘脑或是垂体的手术带来的破坏或瘢痕引起，也可能是垂体及其周围组织放射治疗后的副作用。

✱ 疾病防治

最有效的治疗是应用加压素，可以口服也可以经鼻腔滴入。若尿崩症是由垂体瘤引起的，可能需要进行外科手术切除或是放疗来切除或是破坏瘤体。

甲状腺功能亢进症

所属部位：颈部	多发人群：女性，老年人
就诊科室：内分泌科	传 染 性：无传染性

是一种因为甲状腺过度活跃，分泌过量的甲状腺激素而导致的疾病。血液中过高的甲状腺激素水平通常会加速体内所有的化学反应进程，导致生理的和心理的双重症状。

✱ 主要症状

烦躁，尽管食欲大增但是体重却下降，对热的耐受性降低（怕热）。其他症状包括颤抖、脉搏加快以及脖子肿大。

✱ 危险因素

一般认为是一种自身免疫性疾病。精神刺激、感染等是本病的常见诱因，家族遗传也有一定关系。

✱ 疾病防治

药物治疗，抗高血压药、抗甲状腺药物、糖皮质激素等。手术治疗，外科手术切除高功能的甲状腺腺瘤或是大部分甲状腺组织。

对于一些患者，医生会建议采用放射性碘剂治疗。

甲状腺功能减退症

所属部位: 颈部

就诊科室: 内分泌科

多发人群: 女性

传 染 性: 无传染性

甲状腺功能减退症是一种常见的疾病，是由于甲状腺功能低于正常不能够分泌足够的甲状腺激素所致。甲状腺激素缺乏的后果是机体所有的生化反应都慢下来。严重的甲状腺功能减退表现为黏液性水肿。

✳ 主要症状

典型的症状是疲劳、耐寒性下降、抑郁消沉以及虽然患者食欲下降但体重反而增加。病人可能头发干燥、稀疏、脉搏缓慢、颈部肿大。

甲状腺的结构

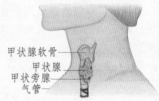

甲状腺软骨——
甲状腺——
甲状旁腺——
气管——

甲状腺包绕着气管，有4个副甲状腺位于甲状腺的背侧。

✳ 疾病防治

口服甲状腺激素，可能需要终身服用此药。治疗数天以后，症状会有改善；治疗数月以后，可以彻底康复。黏液性水肿也是用甲状腺激素来替代治疗。

第八章 传染和感染性疾病

传染性疾病就是我们常说的传染病，是许多种疾病的总称，它是由病原体引起的，能在人与人、动物与动物或人与动物之间相互传染的疾病。最常见的如流行性感冒、乙肝、细菌性痢疾、流脑、结核病等。

感染性疾病是由于病人在治病期间，由于体质和抵抗病菌能力较差，而被感染其他疾病。

破伤风

所属部位：全身	多发人群：所有人群
就诊科室：血液科	传 染 性：无传染性

破伤风，也叫牙关紧闭症，是由生活在土壤中的梭状芽孢杆菌引起的可能危及生命的一种感染病。

✳ 主要症状

症状包括头痛、抽筋及下巴强直（牙关紧闭），颈部僵硬、吞咽困难；随后，出现痛苦的抽搐及颈部、手臂、大腿与腹部肌肉强直。破伤风会侵害包括呼吸肌在内的肌肉，产生危及生命的呼吸问题。

✳ 疾病防治

用肥皂水清洗小的伤口，并在伤口处涂上杀菌剂。婴儿在出生后的第一年内应接种破伤风疫苗，以后每隔10年加强免疫一次。

✳ 注意

如果你在过去的10年里都没有打破伤风疫苗并被刺伤，请去最近的医院急诊部，进行伤口的清理与检查，以寻求适当的治疗。

带状疱疹

所属部位：全身	多发人群：老年人
就诊科室：皮肤科	传 染 性：有传染性

带状疱疹是水痘带状疱疹病毒（此病毒能引起水痘）复活所引起的一种疾病，且多发生于老年人。

✳ 主要症状

受影响的部位在出疹前几天发痒、有麻刺感或严重的灼热痛。患者可能会出现头疼、发烧或寒战。疱疹通常连成一条或一片，可能会瘙痒或疼痛。

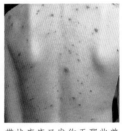

带状疱疹只发作于那些曾患过水痘的人，如图所示。这两种疾病所造成的伤口形状相似但形成的图案却不同。

✳ 危险因素

病毒感染。

✳ 疾病防治

医生会在患者出疹后的 72 小时内开抗病毒药物，如阿昔洛韦。如果脸部受到影响，医生会推荐保护眼睛的措施。为了缓解治疗后神经痛所引起的疼痛，医生会开抗抑郁药或局部用药，如利多卡因。

中毒性休克综合征

所属部位：全身　　　　多发人群：所有人群
就诊科室：内科　　　　传 染 性：无传染性

中毒性休克综合征是一种以发热、皮疹、晕厥、低血压或休克和多系统病变为特征的综合征，多由金黄色葡萄球菌产生的一种或多种毒素引起的。

✳ 主要症状

中毒性休克综合征是葡萄球菌或链球菌释放毒素到血流后引起的一种少见疾病。能导致威胁生命的血压下降，如果不迅速处理，会引起休克并致命。

✳ 危险因素

由链球菌（常存在于皮肤上）感染皮肤伤口或外科切口导致。

✳ 疾病防治

要求住院治疗。病人要接受静脉输液与抗生素治疗。如果中毒性休克综合征是由疖、脓疮等皮肤感染引起的，医生会排出感染区的脓液。如果中毒性休克综合征是在手术后发生的，病人要重返医院以便医生查找病因，如有必要需去除坏死组织。

绦虫

所属部位: 腹部, 全身　　多发人群: 所有人群
就诊科室: 内科, 皮肤科　　传　染　性: 有传染性

绦虫是一类有时可侵染猪、牛、鱼的寄生虫。绦虫可通过食用烹调不当的受感染的猪肉、牛肉及鱼传染给人类。猪肉绦虫可引起脑损伤（囊虫病）和肝损伤，鱼绦虫可引起贫血症。

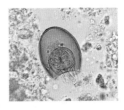

粪便的放大图上显示了鱼肉绦虫的卵。人若吃了含有这些卵的鱼肉就会被感染。

✱ 主要症状

脱落的绦虫节段会经大便排出体外。在大便中，绦虫节段看起来像窄白条状的短碎片；如果绦虫一直在小肠中，常常会引起体重下降、不定时的腹痛、食欲下降及肛门周围的刺激感等症状。

✱ 危险因素

食用烹调不当的受感染的猪肉、牛肉及鱼等。

✱ 疾病防治

药物治疗。

狂犬病

所属部位：全身	多发人群：所有人群
就诊科室：传染科	传 染 性：有传染性

狂犬病是受感染动物通过咬、抓将病毒传播给人类的一种威胁生命的疾病。一旦狂犬病病毒进入人体，它会沿着咬伤附近的神经前进，随着神经通道到达大脑。

❀ 主要症状

潜伏期（从接触病毒到出现症状的时间）10天至2年不等，但通常为1～3个月。早期症状可与其他病毒感染类似，包括发热及全身不适。在感觉不适2～3天后，病人出现烦躁与激动不安，且嘴与咽喉痉挛，这些症状通常维持2～10天。想喝水会加重痉挛（这是狂犬病为什么也叫恐水病的原因）。

❀ 危险因素

动物咬、抓伤。

❀ 疾病防治

可能需要注射免疫球蛋白（抗狂犬病毒的蛋白）和连续5次的狂犬病疫苗注射以阻止狂犬病的发生。

疟疾

所属部位：全身　　　　多发人群：儿童
就诊科室：传染科　　　　传染性：有传染性

疟疾是由四种疟原虫之一通过按蚊（唯一的媒介）叮咬而引起人与人传播的一种寄生虫病。一旦叮咬你的蚊子以前叮咬过疟疾病人，疟原虫就会进入你的血液。

✳ 主要症状

症状包括整天头痛、疲劳与恶心，12 ~ 24 小时后交替出现寒战与发热。发热阶段无汗、呼吸加快，接着突然出现寒战。体温下降会伴随最终出汗。

✳ 危险因素

按蚊（唯一的媒介）叮咬。外感风寒，暑湿，饮食劳倦有关，其中尤以暑湿诱发为最多。

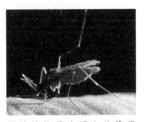

✳ 疾病防治

防蚊子叮咬，药物预防或疫苗预防。

雌性按蚊是疟原虫的携带者，当被它叮咬后血液就会被疟原虫感染。

阿米巴痢疾

所属部位：腹部	多发人群：所有人群
就诊科室：消化内科	传染性：无传染性

阿米巴痢疾，又叫阿米巴病，是由一种细小的寄生虫（阿米巴）感染引起的肠道疾病。阿米巴痢疾在卫生条件差的地区流行。污染的水以及食品操作者缺乏适当的卫生能传播引起阿米巴痢疾的微生物。

✳ 主要症状

主要症状是腹泻，大便可能含有血液，如果不进行治疗，腹泻可持续几周（导致体重下降）。其他症状包括腹部绞痛、产气过多与疲劳。

✳ 危险因素

阿米巴虫感染。

✳ 疾病防治

饮水须煮沸，不吃生菜，防止饮食被污染。防止苍蝇滋生和灭蝇。如果你得了阿米巴痢疾，医生会给你开抗寄生虫药物，需要服用 10 ~ 20 天。上厕所后，一定要彻底洗手，避免自己再次被感染或传染给他人。

伤寒

所属部位：全身	多发人群：所有人群
就诊科室：传染科	传 染 性：有传染性

伤寒是在卫生差的条件下人传人或通过污染的食品或水传播的一种传染性疾病。有些病人在发病（甚至无症状）后身上携带有引起伤寒的细菌，并能传染给他人。

❋ 主要症状

发病突然，有头痛、缺乏食欲及呕吐等，随后出现持续高热大约40℃、寒战、逐渐无力、腹泻（常有血），而且常有意识错乱。本病的早期，可能在腹部会有粉红色的疹（叫玫瑰斑），然后逐渐消退。对于严重病例，患者可能出现广泛的胃肠道出血或肠破裂，因而威胁生命。

❋ 疾病防治

加强饮食，饮水卫生和粪便管理。抗生素治疗，需服用 7 ～ 14 天。消化道完全没有感染性细菌可能还需要几周，这期间还可能将病菌传染给其他人。为了确保已不再带有伤寒杆菌，医生会每月检查粪便，时间不少于 3 个月（若是食品从业人员，时间就更长）。

霍乱

所属部位：腹部	多发人群：所有人群
就诊科室：传染科	传 染 性：有传染性

霍乱是一种由细菌引起的损伤肠黏膜的疾病。该细菌的传播在卫生条件差的地方通过污染的水、有壳的水生动物，或生的水果与蔬菜。

✳ 主要症状

症状有腹痛和严重的腹泻。霍乱病人可能会有连续不断的肠蠕动。病人可能有肌肉痉挛、极度口渴，有时没有恶心的感觉就突然呕吐。

✳ 疾病防治

霍乱的主要治疗方法是通过补充液体来预防或治疗脱水。如果腹泻很严重，就需要住院治疗。你可通过口服或静脉输液来补充液体，直到机体化学物恢复正常。医生也会开抗生素。

✳ 疾病防治

如果你有霍乱的症状，请立即去看医生。医生会要求采粪便标本检查粪便中的细菌，也会开验血单来检查免疫系统产生的抵抗霍乱菌的抗体（抗感染的蛋白）。

黄热病

所属部位：全身　　　　多发人群：所有人群
就诊科室：传染科　　　　传　染　性：有传染性

黄热病是由病毒引起、损伤肝与肾的一种疾病。该病通过伊蚊叮咬传播，发生在南美洲与非洲。

✳ 主要症状

黄热病的症状在被有感染性蚊子叮咬后的 3~6 天内出现。轻度感染产生类似于流感样的症状，重度感染包括发热、头疼、腹痛与呕吐、牙龈出血、经常的鼻出血、易碰伤、粪便或呕吐物有血以及皮肤发黄和眼睛发白。其他可能的症状有意识错乱、肾衰竭及昏迷。

✳ 危险因素

病毒感染，蚊子叮咬。

✳ 疾病防治

黄热病无特效治疗方法。可口服或静脉输液来补充丢失的体液，如果发生细菌感染，医生会给抗生素治疗。

弓形虫病

所属部位：全身　　　　多发人群：所有人群
就诊科室：产科，儿科　　传 染 性：有传染性

弓形虫病是由一种寄生虫——鼠弓形虫引起的感染。该寄生虫在世界范围内分布，能感染所有温血动物，包括家畜、鸟、家养宠物和人类，但猫是主要的宿主与感染源。

✳ 主要症状

大多数感染弓形虫病的健康人没有症状，其他人有腺体肿胀、肌肉疼痛及流感样的症状。免疫力低下的人（如 HIV 感染者）不能抵抗弓形虫感染，会出现头痛、意识错乱、发热、癫痫、协调性差及恶心等症状。

✳ 危险因素

猫是主要的宿主与感染源，吃生的或未煮熟的肉。

✳ 疾病防治

大多数感染弓形虫病的人不需要治疗。医生用两种抗寄生虫药乙胺嘧啶与磺胺嘧啶治疗免疫力低下的感染病人；有弓形虫病的孕妇用乙酰螺旋霉素治疗。

第九章

骨骼、肌肉和关节疾病

发生于骨、关节、肌肉、韧带等部位的疾病，临床常见。可表现为局部疾病也可表现为全身性疾病。局部者如外伤、骨折、脱位、畸形等。全身性疾病如类风湿性关节炎，可发生于手、腕、膝与髋等部位。骨关节结核常发生于脊柱、髋关节等部位。

肩关节脱位和肩关节分离

所属部位：肩部	多发人群：所有人群
就诊科室：骨科	传 染 性：无传染性

当肱骨（上肢的骨骼）的顶部脱出关节时就是肩关节脱位。而当肩胛骨和锁骨间的韧带拉长或撕裂时就会产生肩关节分离。两者均伴随突发的剧痛，肿胀和青肿，肩关节畸形和活动受限。

✳ 主要症状

突发的剧痛，肿胀和青肿，肩关节畸形和活动受限。

✳ 危险因素

常由摔倒或直接对肩部的暴力打击引起。

✳ 疾病防治

以下措施有助于防止肩关节脱位和分离：

· 运动前热身。

· 避免可能损伤肩关节的动作。

· 戴上弹力护肩来缓冲摔倒时对肩部的冲力。

· 求教练或理疗师的指导，加强肩部的肌肉、韧带和肌腱的锻炼。

痛风和假性痛风

所属部位：全身	多发人群：老年人
就诊科室：风湿科	传 染 性：无传染性

痛风是一种常见的关节疾病，由尿酸结晶在关节内（通常发生在大脚趾根部，但膝、肘、踝、腕及手指关节也可发病）沉积引起炎症和疼痛所致。好发于70岁以上人群，服用利尿剂的人患痛风的危险更大。

主要症状

患病关节有明显疼痛、红肿和发热。患者经常会发热，体温可高达38.3℃。

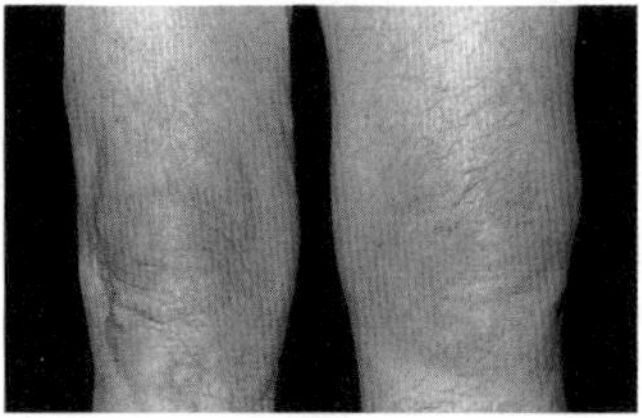

病人左膝受痛风侵犯导致疼痛和肿胀，有时会出现其他并发症，如肾结石和糖尿病。

疾病防治

初次发作，可服用除阿司匹林之外的非甾体抗炎药如布洛芬或萘普生。秋水仙碱可以缓解炎症和疼痛。关节腔内注射糖皮质激素也能减轻炎症。如果痛风反复发病，别嘌呤醇、丙磺舒或磺吡酮等药物可以预防其发作。多喝水，避免饮酒。避免进食蛋白质丰富的食物尤其是动物内脏。

跟腱炎

所属部位：足部	多发人群：所有人群
就诊科室：骨科	传 染 性：无传染性

跟腱炎是腓肠肌与足跟间肌腱的炎症。

✳ 主要症状

症状包括中等程度的不适，足跟后方、约踝上5厘米处的肿胀、疼痛。

✳ 危险因素

跟腱炎由持续或猛烈的牵拉引起。

✳ 疾病防治

跟腱炎的预防：

· 运动前热身。

· 用后跟增高垫来缓解对跟腱的压力。

· 选择舒适的运动鞋（过硬的鞋跟会导致或加重跟腱炎），当运动鞋磨损后及时更换。

· 寻求教练或理疗师的指导，加强腓肠肌的锻炼，拉伸跟腱。

· 尽量在较软的地面如泥土地或木地板上跑动——避免在水泥地上活动。

踝扭伤

所属部位：下肢	多发人群：所有人群
就诊科室：骨科	传 染 性：无传染性

当踝部扭曲时，内侧或外侧的韧带不同程度拉伤，称为踝扭伤。

✱ 主要症状

症状主要为中等至剧烈的疼痛。可能伴随踝部声响、撕裂感，以及肿胀和青肿。

✱ 疾病防治

踝扭伤的预防：

· 运动前热身。

· 运动前将踝部以带子或弹力绷带绑扎起来，增强踝部稳定性。

· 选择合适的运动鞋，磨损后及时更换。鞋的后帮应当能支持踝部。质地良好的鞋子有鞋跟杯，能增大踝部的稳定性。系鞋带的鞋子比直接套上或以锁扣固定的鞋子能更好地保护踝关节。

· 寻求教练或理疗师的指导，加强踝部周围及腓肠肌下端肌肉的锻炼。

外胫夹

所属部位：全身	多发人群：所有人群
就诊科室：骨科	传 染 性：无传染性

外胫夹是指能造成小腿前方疼痛的多种损伤之一，这些损伤包括轻微的肌肉劳损、应力骨折、骨膜的轻微撕裂或炎症、腿部肌肉的过度发育。

✳ 主要症状

肌肉劳损、应力骨折、骨膜的轻微撕裂或炎症、腿部肌肉的过度发育。

✳ 危险因素

这些损伤均源于腿部肌肉的过度活动。

✳ 疾病防治

外胫夹的预防：

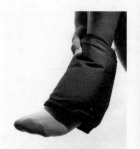

冰敷可减轻外胫夹引起的疼痛，但研究结果显示最好的治疗方法是休息。

·运动前热身。

·寻求教练或理疗师的指导，加强踝部周围肌肉的锻炼。

·使用弓形支撑器减轻对小腿的压力。

肌肉劳损或撕裂

所属部位：全身	多发人群：所有人群
就诊科室：骨科	传 染 性：无传染性

如果肌肉受到过分牵拉，肌纤维可能劳损甚至部分撕裂。肌肉劳损后，肌肉收紧并因内出血而肿胀。有时肌肉会完全断裂。几乎所有人都曾经有过肌肉劳损。喜好从事运动的人更易于发生肌肉劳损。

✱ 主要症状

主要症状为伤后疼痛。劳损的肌肉有触痛、肿胀，在恢复前力量减弱。如果肌肉撕裂，则无法活动。如果某块肌肉逐渐变得僵硬、疼痛和对触碰敏感，就可能是有劳损，部分肌纤维可能已撕裂。如果患部肿胀、疼痛严重，应及时就诊。

✱ 疾病防治

医生可能会建议你回家进行 RICE 法治疗——即休息、冷敷、压迫及抬高患肢。如果伤势比较严重，可能需要使用止痛药或固定伤处以促进愈合。医生也可能推荐你进行理疗。当疼痛肿胀减退后，治疗师将指导你如何逐步锻炼受损肌肉，以恢复其功能和力量。如果肌肉撕裂，可能需要手术来进行修复。

韧带扭伤

所属部位：全身	多发人群：多见于运动员
就诊科室：骨科	传染性：无传染性

如果关节受力过大，连接周围骨骼并维持关节位置的韧带将会被拉长或者撕裂。这种类型的损伤称为扭伤。所有韧带均可能出现扭伤，但膝、踝及手指关节因受力较大，最常发生。

✳ 主要症状

疼痛和触痛的程度取决于关节周围软组织受损范围。扭伤的韧带常保持其功能，但在活动时会疼痛。损伤常导致肿胀和皮肤青肿。如果疼痛较重或持续超过 2~3 天，就应及时就诊。

✳ 疾病防治

拍 X 线片以排除骨折。如果扭伤程度较轻、肌肉也没有太大的损伤，建议回家采用 RICE 法进行处理。受伤次日，尽可能在不负重的情况下活动关节。不对患处的肌肉进行锻炼时，保持提高患肢以利于消肿。

如果伤势较重，医生可能会加压或包扎受伤关节。有时需要手术修补受损韧带。某些病例使用超声波治疗（患处高频声波照射）以促进血液循环、加速康复。

肌腱撕裂或断裂

所属部位：全身	多发人群：所有人群
就诊科室：骨科	传 染 性：无传染性

肌腱是连接肌肉和骨骼的长形纤维索状组织，如活动手指和足趾的那些肌腱。活动手指的肌肉位于前臂和手部，而活动足趾的则位于小腿和足部。如果手、足、前臂或小腿等部位被砍伤或严重受伤，一根甚至更多的肌腱将会部分或完全撕裂或断裂。连接腓肠肌和跟骨的跟腱，最易发生撕裂。

✳ 主要症状

如果肌腱被切断或受到严重损伤，一根或多根手指或足趾将不能活动，同时感到剧痛。如果怀疑肌腱发生了断裂，尽快至最近的医院急诊室就诊。

✳ 危险因素

外部创伤。

✳ 疾病防治

如果伤势极为严重，外科医生将立即行断裂肌腱修补手术。

腱鞘炎

所属部位：全身	多发人群：成年人
就诊科室：骨科	传染性：无传染性

手、腕、足及踝部的一些肌腱被一层称为腱鞘的纤维组织包绕，从而使肌腱能在关节上活动。腱鞘炎是腱鞘内层发生的炎症。当腱鞘内层发炎后导致肿胀或结节形成。

❋ 主要症状

腱鞘炎的症状有在活动肌腱时可能听到摩擦声或弹响。患区可有触痛和肿胀。

❋ 危险因素

常由手指或腕部的过度活动引起。

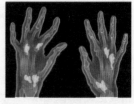

这张彩色X线片显示了腕部的类风湿性关节炎(黄色区)，患有这种病的人易继发腱鞘炎。

❋ 疾病防治

非感染性腱鞘炎有时可以局部注射激素以减轻炎症。感染性腱鞘炎需要立即抗生素治疗以清除感染灶，也可能需要手术来排除局部的脓液。对于顽固的腱鞘炎，扩张狭窄的腱鞘的手术可以使腱鞘再次活动自如。

肌腱炎

所属部位：全身	多发人群：成年人
就诊科室：骨科	传 染 性：无传染性

肌腱为将肌肉与骨骼连在一起的强健且柔韧的条状或带状组织。肌腱炎系劳损或创伤引起的肌腱炎症。肌腱炎可见于任何部位，但常见于肩关节、跟腱或肘关节尺侧及桡侧。

✳ 主要症状

症状是受累部位肿胀、疼痛及触痛。肌腱纤维恢复后，可能遗留下痛性瘢痕。

✳ 危险因素

劳损或创伤。

✳ 疾病防治

悬吊胳膊或停止活动让患肢得以休息。服用阿司匹林、布洛芬或酮洛芬可以缓解疼痛、减轻炎症和肿胀（对乙酰氨基酚对炎症无效）。如果疼痛持续或加重，医生可能建议拍 X 线片以排除骨折。也可以在患处注射激素或局部麻醉来减轻炎症和缓解疼痛。适度的锻炼如拉伸和加强肌肉有助于缓解疼痛和炎症。

纤维肌痛

所属部位：全身　　　　多发人群：所有人群
就诊科室：风湿科　　　　传 染 性：无传染性

纤维肌痛，也称纤维组织炎或肌筋膜炎，是肌肉深部纤维组织出现的慢性疼痛和僵直。

✳ 主要症状

在纤维肌痛发作时，可能有局部疼痛和轻微肿胀。触痛倾向于发生在遍布全身的称为压痛点的特定区域。后背痛较为常见。患者常常感觉疲惫。其他症状如焦虑或消化机能紊乱如肠易激综合征。

✳ 危险因素

可能是由中枢神经系统损伤或病毒感染引起的。疼痛和僵直症状的发作似乎与精神压力相关。

✳ 疾病防治

泡热水澡和按摩有助于缓解疼痛。散步或游泳等活动能增进肌肉力量，缓解疼痛和紧张。服用阿司匹林或其他非甾体抗炎药也能缓解疼痛。用抗抑郁药、强镇痛药或肌松剂来放松肌肉、促进睡眠。局部注射麻醉剂缓解疼痛，有时合并使用皮质激素抗感染治疗。

腱鞘囊肿

所属部位：四肢	多发人群：所有人群
就诊科室：骨科，外科	传 染 性：无传染性

腱鞘囊肿是好发于腕部或足背皮下的肿块。腱鞘囊肿的胶冻状内容物在关节囊或腱鞘内蓄积时，囊肿体积将随之增大。

✳ 主要症状

腱鞘囊肿的大小可变。质地或软或硬，无痛或轻微疼痛。

✳ 危险因素

① 关节囊、韧带、腱鞘上的结缔组织局部营养不良。

② 外伤。

✳ 疾病防治

医生可以用注射器抽吸囊肿内容物，并向腔内注射激素类抗炎药。抽吸经常是唯一有效的方法。极少数囊肿特别疼痛，可通过手术切除。

骨折

所属部位：全身	多发人群：老年人
就诊科室：骨科	传染性：无传染性

当骨骼受到超过自身承受能力的外力时，即发生骨折。骨折好发于腕、手及足部。骨折可分为开放性和闭合性骨折。闭合性骨折是指骨折端未穿出皮肤，肌肉和周围组织常无损伤。而开放性骨折的肌肉等周围组织受损明显，且骨折端穿破皮肤。

✳ 主要症状

骨折周围的组织外观肿胀、青肿，有时畸形。可能合并强烈的疼痛，任意的触碰或活动患肢均可加重疼痛。较小的骨折只有轻微的症状，易被当成扭伤而误诊。

✳ 危险因素

患有骨质疏松症、骨癌等骨病。

✳ 疾病防治

手术治疗。

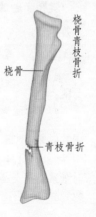

桡骨青枝骨折

桡骨

青枝骨折

骨质疏松症

所属部位：全身	多发人群：老年人
就诊科室：骨科	传 染 性：无传染性

✱ 主要症状

如果你患有骨质疏松症，你可能发现自己的身高降低，身体前倾或者肩部变圆。

✱ 危险因素

衰老是男性和女性患骨质疏松症最为常见的原因。绝经后的女性更易于发生骨质疏松症。除年龄和性别外，以下因素也增加人们患骨质疏松症的风险：

· 体形瘦小，或骨架较小。

· 有骨质疏松症家族史。

· 已过绝经期（无论自然发生还是手术切除卵巢）并且未服用抗骨质疏松药物。

· 年轻时因过度运动或因饮食紊乱如厌食症及易饿症引起的体重过度下降导致的停经的风险。

· 食物含钙较少并且未进行额外补充。

· 长期服用影响骨骼生长的药物（如糖皮质激素）。

· 男性雄性激素水平低。

· 缺乏锻炼。

· 有吸烟的习惯或吸烟史。

· 酗酒。

· 种族（白人或亚洲人种）因素。

· 胃肠道疾病，如消化性溃疡或乳糖不耐受症，影响机体对钙质的吸收。

· 有骨折病史。

✳ 疾病防治

药物治疗，椎体成形术。

【预防】摄取足够的钙质，多食用含维生素 D 的物质和食品，负重锻炼如散步、爬楼梯或慢跑等，在骨质丢失还不严重的时候，服用大多数治疗骨质疏松症的药物有助于预防骨质疏松症。

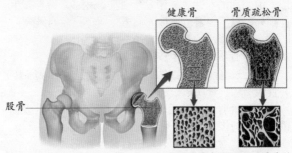

在健康骨中，海绵状骨基质看上去规则坚硬，相比之下骨质疏松者的骨基质则很虚弱。骨量的减少导致骨骼变得薄而脆，易于骨折。

骨软化症

所属部位：全身	多发人群：中老年人
就诊科室：骨科	传 染 性：无传染性

骨软化症，又称成人佝偻病，是骨骼逐渐软化和变弱。骨软化症通常由维生素 D 缺乏导致的钙吸收不足或者无机盐沉积在骨骼内的蛋白质结构上引起。

✱ 主要症状

骨痛和触痛。其他症状包括肌肉痉挛、麻刺感和无力。患者也可能感觉疲劳、僵硬，站立困难。更严重的病例有骨质变弱，易于发生骨折。

✱ 危险因素

老人、居住在疗养所的人、拥有深色皮肤的人（黑色素阻断皮肤吸收阳光中的紫外线，减少其合成维生素 D）、乳糖不耐症患者或过量饮酒的人，容易发生维生素 D 缺乏。有慢性肾衰或者乳糜泻的患者。

✱ 疾病防治

补充维生素 D 以及治疗相关疾病。食用富含维生素 D 的食物如强化牛奶、谷物、蛋黄以及含脂肪多的鱼类（如鲔鱼、鲭鱼和鲑鱼），适度接受日光的照射。

骨关节炎

所属部位：全身	多发人群：老年人
就诊科室：骨科	传 染 性：无传染性

骨关节炎又称退行性关节病，发生于软骨（覆盖在关节内骨骼表面的一层坚韧、光滑的组织）变性、逐渐变得粗糙和变薄时。最易发生骨关节炎的部位包括膝关节、髋关节和背部、颈部、足趾和手指。

✳ 主要症状

· 关节或邻近部位疼痛或僵硬。

· 关节肿胀。

· 活动关节时伴摩擦和响声。

· 轻微的关节疼痛，关节炎症导致肿胀、发红、发热和触痛。

✳ 危险因素

· 年龄（45岁以上的人群最常患骨关节炎。60岁以上的人大多数都有不同程度骨关节炎）。

· 遗传。

· 超重。

· 损伤或过度劳损。

· 缺乏运动。

✳ 疾病防治

　　骨关节炎可以治疗，但无法根治。以下方法可以减轻疼痛和关节僵硬，改善活动度，延缓病程进展：

　❶ 减肥和体育运动往往是骨关节炎的首选治疗。

　❷ 进行理疗，防止或减轻关节僵硬。

　❸ 直接对患处进行热敷或冷敷可以暂时缓解关节疼痛、僵直和偶尔的肿胀。

　❹ 药物治疗。有诸多副作用，只有在减轻体重和锻炼等其他方法无效时才考虑。

　❺ 手术治疗。

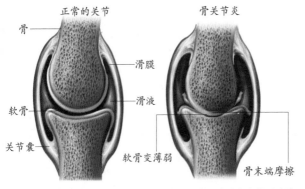

骨关节炎是由于关节的磨损和撕裂导致的，受影响最大的是下肢的承重关节，例如下背部关节和膝关节。在健康的关节中（左图），软骨垫在骨头的末端，在运动的时候减少了摩擦。骨关节炎（右图）的关节中，保护性的软骨磨损掉了，骨的末端产生摩擦，引起疼痛。

强直性脊柱炎

所属部位：全身	多发人群：20~40 岁的男性
就诊科室：风湿科	传 染 性：无传染性

强直性脊柱炎主要造成脊柱和髋关节的炎症和损伤。炎症消退后，关节周围的骨刺逐渐增生并互相融合，从而使关节无法活动。该病好发于 20 ~ 40 岁的男性。

✳ 主要症状

初起时通常有下背疼痛并放射至臀部。疼痛和僵硬症状晨起时较重。其他症状还包括胸痛，呼吸受限，轻度发热，疲劳，下颌疼痛及体重下降，眼睛变红、疼痛。部分患者因脊柱僵直使得头部永久性前倾。

✳ 疾病防治

非甾体抗炎药可用来缓解疼痛、抑制炎症。正确进行日常活动及锻炼来纠正姿势，改善活动功能并加强背部肌肉。锻炼和深呼吸有助于扩展胸部。去掉枕头睡硬床板。如果炎症和疼痛严重，可以在局部注射皮质类固醇药物。对于严重的病例，可以通过手术纠正脊柱弯曲。

椎间盘突出

| 所属部位：颈部 | 多发人群：中老年人 |
| 就诊科室：骨科 | 传 染 性：无传染性 |

在脊椎椎体之间是由纤维环包裹着胶冻状内容物构成的椎间盘，起着缓冲作用。当椎间盘开始退化并变得不再柔软（由过度使用或压迫引起），就可能脱离正常的位置（造成突出）。椎间盘内的胶冻状物体从纤维环的薄弱处被挤出，导致弹性降低和压迫神经造成疼痛。这种情况被称为椎间盘突出（有时指椎间盘脱出、破裂或滑脱）。

✳ 主要症状

椎间盘突出可突发或逐渐起病。颈椎椎间盘突出的患者在晨起时会有颈部疼痛，或逐渐感觉上肢麻木、刺痛或无力。患者可能在弯腰或搬东西时突然出现背部剧烈疼痛，并伴有向一侧或双侧腿部放射的灼痛。也可能出现持续数周的腰腿痛反复发作、缓解和加重。如果突出椎间盘位置较低，可引起坐骨神经痛的症状。

✳ 危险因素

❶ 压力增高。

❷ 姿势不当。

③ 突然负重。

④ 外伤。

⑤ 职业因素。

✱ 疾病防治

大多数的椎间盘突出在休息几星期或轻松的行动之后会有所好转，保持舒适的状态对疼痛缓解很重要。很多患者发现理疗法很有帮助。

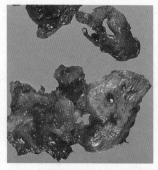

重度椎间盘突出患者其被感染的椎间盘可能需要手术移除一部分。

如果疼痛没有缓解或者感到虚弱麻木，做背部核磁共振会显示脱垂有多大，也许做一个手术来移除受影响的椎间盘、释放神经压力是必要的。

如果颈部椎间盘突出，可能需要佩戴数周的颈围。

✱ 注意事项

急性椎间盘突出通常可以完全恢复，但这可能需要 1 年的时间。硬膜外注射会产生一些副作用，而且它只能使病情得到短期的改善，并不能避免手术。手术切除部分椎间盘（椎间盘切除术）的短期效果较好，但从长期角度看，其疗效同非手术治疗相比只是稍好一点点。

第十章
耳部疾病

耳疾病包括耳部的炎症、耳聋、肿瘤等，其中炎症占首位，肿瘤虽不占突出地位，但可能危及生命，应予重视。耳疾病的突出问题是聋，各种原因造成的严重性聋可使人处于半残废状态，导致许多困难。此外，慢性化脓性中耳炎、乳突炎的颅内并发症在边远地区仍较多见，处理不当可引起生命危险，中耳癌发病隐蔽，不易早期发现，预后不良。

梅尼埃病

所属部位：耳	多发人群：30～50岁的中、青年
就诊科室：耳鼻喉科	传 染 性：无传染性

梅尼埃病是由于内耳膜迷路内的淋巴液增加所引起的，内耳膜迷路与平衡和听力有关，这些过量的液体导致膜迷路的前庭和耳蜗部分肿胀，从而影响平衡和听力。

✳ 主要症状

最常见的症状是耳鸣或耳内听到杂音（耳鸣）、声音低沉和听力扭曲，特别是低音调的。其他症状包括眩晕、恶心、呕吐。

✳ 危险因素

各种感染因素（细菌、病毒等）、损伤（包括机械性损伤或声损伤）、耳硬化症、梅毒、遗传因素、过敏、肿瘤、白血病及自身免疫病等。

✳ 疾病防治

减少盐的摄入量。使用利尿剂减少膜迷路内的液体聚集，从而预防再次发作。在中耳内注入庆大霉素来破坏与眩晕相关的毛细胞。外科手术治疗等。

迷路炎

所属部位：耳	多发人群：所有人群
就诊科室：耳鼻喉科	传染性：无传染性

迷路炎是控制平衡和听力的充满液体的腔室发炎，迷路炎的确切病因还不清楚，但是它大多是由于病毒和细菌感染耳部或上呼吸道引起的。

✱ 主要症状

主要症状是有错觉，感觉自身和周围物体似乎都在移动（即眩晕），即使轻微地转动头部，眩晕就会加重。大多数患者还会伴有严重的恶心、呕吐症状。迷路炎也可能会引发耳鸣或耳内杂音（即耳鸣）或听力丧失。

✱ 危险因素

病毒感染、前庭神经受到刺激、自身免疫系统缺陷、糖尿病。

✱ 疾病防治

眩晕期间尽量保持安静，避免突然改变位置。开一些药物比如美克洛嗪、安定来缓解恶心、呕吐症状。使用抗生素杀灭细菌；对于病毒引起的迷路炎，医生则会开一些缓解症状的药。

耳硬化症、听力丧失

所属部位：耳	多发人群：老年人
就诊科室：耳鼻喉科	传 染 性：无传染性

耳硬化症是内耳骨的异常增长阻止了镫骨（内耳的一块微小骨）将声波传到内耳，从而导致患耳传导性听力丧失。

听力丧失就是听力变差，包括听音低沉、理解困难或者识别声音或词语困难。听力丧失是某种潜在疾病的症状。

✳ 危险因素

耳蜗或前庭神经受损所致。另外，大声的音乐、机械噪声、病毒感染、遗传或者一些药物的毒副作用也会导致任何年龄的感音神经性听力丧失。

✳ 疾病防治

如果耳硬化症引起的听力丧失是轻微的或者仅仅发生在单侧耳朵，可能并不需要治疗，或者你可能仅仅需要一个助听器。如果听力丧失严重，医生可能会推荐患者做镫骨切除术。对听力丧失的治疗要针对病因进行治疗。传导性听力丧失通常可以得到纠正，通过对潜在病因进行治疗可使听力得到恢复。

耳鸣

所属部位：耳	多发人群：所有人群
就诊科室：耳鼻喉科	传染性：无传染性

耳鸣就是在没有外源声音的时候在耳朵里仍能听到清脆响亮的声音或者其他噪声。耳鸣是一个症状而不是一个疾病。它经常是某些潜在病因所引起的。

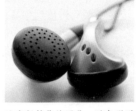

注意保护你的耳朵，避免强烈的噪声。使用耳机应控制在中等音量。

✳ 危险因素

耳蜗毛细胞受损；衰老或者接触的噪声过大；某些药物如阿司匹林、非甾体抗炎药等；某些疾病，比如过敏、影响到听觉或面神经的肿瘤、糖尿病等。

✳ 疾病防治

治疗要根据不同病因进行相应的处理。如果耳鸣是由于正在服药的药物所致，则停止服用此药，或者另外开一个药方。由于其他疾病导致的耳鸣，可以通过治疗原发病得到恢复；因衰老或噪声损伤所发生的耳鸣则很难治疗。

耳膜破裂或穿孔

所属部位：耳　　　　　多发人群：所有人群
就诊科室：耳鼻喉科　　　传染性：无传染性

中耳与耳道被一层很薄的耳膜隔开。耳膜将声波转变成振动再传到中耳的听骨链。将尖锐物体插入耳朵（常为了减轻瘙痒）时易将耳膜插破，严重的中耳感染或者其他耳外伤易使耳膜破裂。

✳ 主要症状

耳膜破裂的症状包括疼痛、部分听力丧失、少量液体或血液流出。除外听力丧失外，其他症状通常只持续几个小时。

✳ 疾病防治

如果你有耳膜破裂的症状，先对耳外部进行热敷，服用一些非处方类的止痛药，然后尽快去看医生。医生可能会放一块临时用的纸补片贴在耳膜上让它痊愈，并且阻止细菌进入中耳。医生也可能会在诊所里通过手术来关闭耳膜上的小穿孔。为了治疗或阻止中耳受到感染，可能会开一些抗生素。

耳垢堵塞

所属部位：耳	多发人群：所有人群
就诊科室：耳鼻喉科	传 染 性：无传染性

外耳道的腺体分泌出蜡状物来保护耳道免受细菌、污垢和其他碎屑的侵害。通常，耳道表皮细胞的脱落会引起耳道蜡状物和碎屑也随之脱落。然而，对于有些人，过量的蜡状物生成、皮肤细胞的异常脱落、助听器的使用或者用棉签清扫耳道均会促使耳垢聚集。

✳ 主要症状

症状包括耳朵有被填充感、部分听力丧失、耳鸣和有时耳痛。

✳ 疾病防治

如果你有耳垢堵塞的症状，不要设法用棍棒或拭子除去耳垢，因为你很容易使耳垢抵压耳膜从而损害耳膜。去看医生来排除其他更严重的问题。医生将会用耳镜来检查你的耳部。医生会先用温水清洗你的耳部，然后用滴耳剂使耳垢软化，最后清除耳垢。

急性中耳感染

所属部位：耳	多发人群：所有人群
就诊科室：耳鼻喉科	传 染 性：无传染性

急性中耳感染通常是细菌性的，常继发于使中耳腔内的细胞发炎的上呼吸道病毒感染——如感冒、流感或者麻疹。细菌通过破裂或穿孔的耳膜进入中耳。长期性的鼻窦炎也常会导致中耳感染。中耳感染最常见于儿童，而且时常复发。

✳ 主要症状

症状包括闷胀感、轻度或严重到影响睡眠与日常活动的疼痛。其他的可能症状包括寒战、发热、出汗和患耳听力丧失。

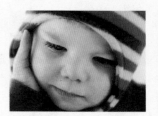

儿童最容易感染中耳炎，3/4的儿童会在3岁前受到感染。症状可以包括耳部疼痛、发热、听力下降，或者保持平衡困难。

✳ 危险因素

细菌感染、上呼吸道病毒感染。

✳ 疾病防治

抗生素治疗。

慢性中耳感染

所属部位：耳	多发人群：所有人群
就诊科室：耳鼻喉科	传 染 性：无传染性

慢性中耳感染是中耳黏膜、骨膜或深达骨质的慢性炎症，常与慢性乳突炎合并存在。急性中耳感染未能及时治疗，或病情较重，也可能形成慢性中耳感染。

✳ 主要症状

发生慢性中耳感染时会有浅灰色或淡黄色的脓液从耳内周期性地渗出。感染可能会引起部分听力丧失，这取决于感染所持续的时间长短。

✳ 危险因素

通常是由于在儿童期患耳部感染未加治疗的结果。

✳ 疾病防治

在治疗慢性中耳感染时，医生通常会清洗患耳，开一些含有抗生素（来杀灭细菌）和皮质类固醇（减少发炎）的滴耳剂，或者口服的抗菌药物。如果药物治疗无效，可能需要手术治疗。

分泌性中耳炎

所属部位：耳	多发人群：所有人群
就诊科室：耳鼻喉科	传 染 性：无传染性

该病通常被称为中耳积液，就是鼓膜后部的脓液或黏液的积聚。该病在 3 岁以下儿童中多见。尽管此病通常无痛，但它是儿童听力受损最常见的原因，如果没有得到及时治疗能引起中耳炎复发，并且导致说话和语言能力发育延迟。

✳ 危险因素

中耳炎、3 岁以下幼儿、鼻部过敏、经常暴露于香烟烟雾和其他空气污染物中、腭裂、扁桃体或者淋巴腺感染、胃食管反流。

✳ 疾病防治

【预防】避免暴露于二手烟和已知致敏源，诸如尘螨和花粉。

【治疗】药物治疗：如果积液存在数周，可以给予抗生素来控制中耳的炎症；手术治疗：如果药物治疗无效，数月后积液依然存在，可以建议进行外科手术排出积液。如果淋巴腺和扁桃体的感染是病因，医生可能会推荐摘除淋巴腺和扁桃体。

第十一章

眼部疾病

眼睛是身体最为发达的感觉器官。实际上，视觉在脑部所有感觉器官所占比重比听觉、触觉和嗅觉加起来还大。尽管绝大多数眼部疾病可能不能预防，但多食鱼类、坚果和蔬菜的健康饮食可以降低黄斑变性等疾病发生的风险。科学用眼，避免眼部损伤，防止眼睛过分暴露于阳光下是最好的预防眼科大多数疾病的方法。

近视

| 所属部位：眼 | 多发人群：所有人群 |
| 就诊科室：眼科 | 传 染 性：无传染性 |

　　近视可能是眼球前后径过长，也可能是角膜和晶状体的屈力太强，结果导致远处物体的图像聚焦在视网膜前变得模糊。近处的物体图像可聚焦在视网膜上，通常图像清晰。

✳ 主要症状

　　近视的主要症状就是看远处物体模糊。不断强迫看远处的物体会导致头痛和眼痛。

✳ 疾病防治

　　医生将为近视者配眼镜或是角膜接触镜。医生或许会建议那些不能或是不愿意戴眼镜或角膜接触镜的人手术矫正。

近视的聚光

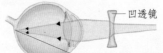

从远处物体反射入眼的光线

焦点未落在视网膜上

如果角膜到视网膜的距离比正常情况长，看远处物体时，焦点短于角膜到视网膜的距离，会造成视物模糊。

凹透镜

焦点现在落在了视网膜上

凹透镜用来矫正近视。它向外发散光线使光聚在视网膜上而不是在视网膜的前方。

远视

所属部位：眼	多发人群：所有人群
就诊科室：眼科	传 染 性：无传染性

远视可能是眼球前后径太短，也可能是角膜和晶状体的屈力太弱，结果导致近处物体的图像聚焦在视网膜后因而变得模糊。远处的物体图像可聚焦在视网膜上，通常图像清晰。远视通常是先天的（从出生时出现），有遗传倾向。

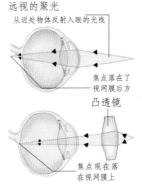

远视的聚光

从近处物体反射入眼的光线

焦点落在了
视网膜后方

凸透镜

焦点现在落
在视网膜上

✳ 主要症状

主要症状是当看近处的物体时视物模糊或眼痛。然而在年轻人群中，轻度的远视通常没有明显的症状。在老年人中，一直集中注意看近处的物体能导致头痛和眼痛。

✳ 疾病防治

为了矫正远视，医生将为患者配眼镜或是角膜接触镜。医生或许会建议那些不能或是不愿意戴眼镜或角膜接触镜的人手术矫正。

老视

所属部位：眼	多发人群：老年人
就诊科室：眼科	传 染 性：无传染性

随着年龄的增长，眼部的晶状体变硬，它的调节（聚焦近处的物体）能力逐渐变弱。这种情况称老视，老视通常在 45 岁左右开始发展，并且随着年龄的增长老视逐渐加重。

✳ 主要症状

老视者必须将近处的物体拿远一些才能聚焦。例如为了阅读，可能需要将拿着书或报纸的手臂伸直。如果你发觉看近处的物体轻度模糊，而把它拿远一些反而清楚，就要去看眼科医生做过全面的眼部检查。

✳ 危险因素

年龄因素。

✳ 疾病防治

佩戴眼镜以补偿晶状体聚焦力的不足，从而能看清楚近处的物体。老视者可能每过几年就要增加一些眼镜的度数直到大约 65 岁，以弥补逐渐下降的聚焦能力。在 65 岁以后，眼部晶状体将停止改变。

散光

所属部位：眼	多发人群：老年人
就诊科室：眼科	传染性：无传染性

散光是角膜（眼前部透明的保护性覆盖物）前表面不均衡的曲率导致的屈光不正。这种不平坦的形状阻止光线正确地落在视网膜上。

✳ 主要症状

虽然轻度的散光通常不会产生明显的症状，而比较严重的散光可以引起人看垂直、水平或斜线时不能聚焦。散光一般伴随着远视（见前文）或近视发生，但是在某些有散光的人群中，在任何距离视物都感觉模糊。

✳ 疾病防治

轻度的散光通常不需要矫正。比较严重的散光，医生会给其配眼镜和角膜接触镜用于矫正角膜的曲率。在某些病例中，医生建议做手术矫正散光。

✳ 注意事项

少数患者滴用阿托品后，面色潮红甚至颈部、全身发红、口干，这是对阿托品药有轻度反应，只要多饮温开水，过 1 ~ 2 小时后症状消除。

睑腺炎

所属部位：眼	多发人群：所有人群
就诊科室：眼科	传 染 性：无传染性

　　像所有的毛发一样，睫毛从称之为毛囊的细小坑内长出。当眼睑上的毛囊受到感染，睫毛根部周围的眼睑边缘就会有肿块形成，这个肿块称为睑腺炎。睑腺炎是睫毛囊的脓肿。眼睑会发炎，脓牵拉毛囊和周围皮肤导致病人疼痛。多数的睑腺炎由金黄色葡萄球菌引起，而且很容易扩散到睫毛囊。

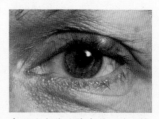

在眼睑上的睑腺炎是一个红色肿块，与红色丘疹或疖子差不多，通常充满脓液。睑腺炎是由睫毛根部的油脂腺感染所引起的，通常是葡萄球菌，它从眼睑的皮肤进入到睫毛毛囊，从而引发感染。

❋ 主要症状

　　睑腺炎通常发红而且经常疼痛，特别是触碰到疼痛更加明显。渐渐地，一个白色的脓头在肿块上出现。如果细菌感染蔓延到其他毛囊，数个睑腺炎可能同时形成。睑腺炎通常在形成几天后破溃和流脓，疼痛得以缓解。肿块通常在大约 1 周后消失。

✳ 危险因素

- 慢性眼睑炎。
- 早先患有睑腺炎。
- 糖尿病。
- 使身体虚弱的疾病。
- 脂溢性皮炎（皮屑）。
- 高血脂。

✳ 疾病防治

【预防】良好的卫生习惯可以减少患睑腺炎的风险。在接触眼睑之前先洗手，清洗掉眼睑过多油脂和渗出液有助于预防感染。

【治疗】不要试图挤压睑腺炎，让其自行破溃排空。

- 药物治疗

如果睑腺炎不能消退或者复发，必须使用抗生素眼霜或者眼药膏来控制可能存在的潜在感染。

- 水疗法

治疗的第一步是热敷。将面巾用温水浸湿敷在眼睑处保持 10 分钟，每天 4 次，直到睑腺炎破溃排空。

- 切开手术

如果睑腺炎很大，医生可能会建议切开引流以消除感染。

睑板腺囊肿

所属部位：眼	多发人群：青少年
就诊科室：眼科	传 染 性：无传染性

睑板腺囊肿是在眼睑边缘形成的一种无痛的肿块，由润滑眼睑边缘的睑板腺中的一个腺体发炎所致。多见于青少年或中年人，可能与其睑板腺分泌功能旺盛有关。

✱ 主要症状

一般发生于上睑，也可以上、下眼睑或双眼同时发生。病程进展缓慢。表现为眼睑皮下圆形肿块，大小不一。小的囊肿经仔细触摸才能发现。圈套者可使皮肤隆起，但与皮肤无粘连。大的肿块可压迫眼球，产生散光而使视力下降。与肿块对应的睑结膜面，呈紫红色或灰红色的病灶。一般无疼痛感，肿块也无明显压痛。一些患者开始时可有轻度炎症表现和触痛。

✱ 疾病防治

小而无症状者采取保守疗法，稍大者可采用热敷、按摩或理疗等方法，促使肿块消散。对于大的睑板腺囊肿或是已经发生感染的睑板腺囊肿，医生会开抗生素、激素类滴眼液或进行手术治疗。

睑内翻

所属部位：眼	多发人群：老年人
就诊科室：眼科	传 染 性：无传染性

睑内翻是眼睑边缘—— 通常是下眼睑——向内朝眼部翻转，导致眼睑和睫毛对着眼球表面摩擦。这种持续的摩擦引起眼部炎症和损伤球结膜（覆盖在眼球的白色部分和沿着眼睑的透明薄膜）和角膜（眼前部透明的保护性覆盖物）。

❋ 主要症状

症状包括眼部疼痛和发红，过度流泪和黏液排出并形成结痂。如果不治疗，睑内翻将导致结膜炎、角膜溃疡和视力问题。

❋ 疾病防治

医生通常会向外翻转眼睑到它正常的位置，然后用粘胶带，将一端粘在眼睑（在睫毛下方），另一端粘在面颊上并保持数天。在有些病例中，该操作可成功矫正睑内翻。医生可能开眼药水或眼膏帮助缓解疼痛和炎症。如果睑内翻持续存在，眼科医生将建议通过手术向外翻转眼睑，以防止摩擦眼球表面。

睑外翻

所属部位：眼	多发人群：老年人
就诊科室：眼科	传 染 性：无传染性

　　睑外翻是眼睑的边缘向外翻转而且向下离开眼球，导致眼部表面和眼睑内面变得干燥和发炎。眼睑的这种异常状态影响了眼部泪液的正常排出，导致泪液向下流到面颊。这种泪液的流失将导致眼球缺乏充足的润滑，从而损害角膜（眼前部透明的保护性覆盖物）。

✳ 主要症状

　　睑外翻的症状包括眼部疼痛和发红、炎症，黏液排出并且结痂，感染，视力问题和溢泪。

✳ 疾病防治

　　因为睑外翻很少能自行恢复，医生可能建议手术拉紧下眼睑并将其移回正常的位置。这种手术通常在医生办公室或是门诊手术室局部麻醉后进行。

✳ 注意事项

　　睑外翻通常发生于老年人，如果在下眼睑上有瘢痕形成或是面颊绷紧或收缩将眼睑向下拉，也会出现睑外翻，这种睑外翻可发生在任何年龄段。

角膜溃疡

所属部位：眼	多发人群：中年人
就诊科室：眼科	传 染 性：无传染性

角膜溃疡是角膜（眼前部透明的保护性覆盖物）表面破溃。在大多数情况下，角膜溃疡始于角膜的一个擦伤或是其他的损伤，受到细菌、病毒或是真菌的感染后形成。

✳ 主要症状

角膜溃疡的症状通常包括眼部的不适或疼痛，发红，对光异常敏感和视力受损。如果角膜溃疡是由细菌感染引起的，那么溃疡在角膜上就会呈现出白色瘢痕。

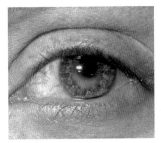

图中病人眼内绿色的部分就是溃疡的角膜。

✳ 疾病防治

单纯疱疹病毒感染引起，医生会开抗病毒类的滴眼液或眼膏。真菌感染引起的治疗可用含有抗真菌药物的滴眼液。如果由角膜溃疡形成的瘢痕严重损害了患者的视力，医生可能建议其进行角膜移植。

干眼

所属部位：眼	多发人群：中年人
就诊科室：眼科	传染性：无传染性

干眼是泪液产生不足。虽然干眼常常发生于类风湿关节炎或干燥综合征患者中，但是在许多病例中并没有明显的病因。干眼通常发生在中年，而且受影响的女性常常多于男性。通常是双眼受累。

✳ 主要症状

干眼中的结膜（覆盖在眼白和眼睑内面的透明薄膜）可能变得发红和肿胀。眼部感到刺痛和异物感。其他可能的症状包括口干和关节痛。

✳ 主要症状

衰老、吸烟、服用感冒药和抗过敏药、长期暴露于干燥的空气中、眼睛损伤、患有自身免疫性疾病。

✳ 疾病防治

为了解除痛苦，医生将可能开眼药水，又叫人工泪液，你可能要终生使用它。对于严重的干眼患者，医生可能开润滑眼膏或是建议手术阻断排泪导管。

结膜炎

所属部位：眼	多发人群：中年人
就诊科室：眼科	传 染 性：无传染性

结膜炎也称为红眼病，为结膜发炎的一种病症。结膜是围绕在巩膜和眼睑内的一层透明黏膜。该病的症状为巩膜红肿或者发红、瘙痒、流液，睫毛周围有硬块，眨眼时感觉眼睑炎疼痛。

✳ 主要症状

结膜炎的典型症状包括：

· 结膜红肿、充血。

· 眼睑的黏性分泌物会在眦部结痂。

· 眼睑肿胀，结膜水肿（液体蓄积）。

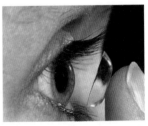

戴隐形眼镜的人特别容易罹患结膜炎。不清洁的镜片会增加感染带来的损伤。

· 触诊时可触知耳前淋巴结肿大。

· 过敏性结膜炎患者的眼睑上会形成乳状状的突起。

· 慢性过敏性结膜炎患者会出现流泪和对光线过敏的症状。

✳ 危险因素

·细菌感染，如葡萄球菌、链球菌、淋球菌或衣原体等细菌。

·病毒感染，如单纯疱疹、带状疱疹、麻疹病毒或腮腺炎病毒。

·过敏。

·霉菌感染。

·化学或毒性物质，比如化妆品或香水。

·机械性刺激，比如异物入眼。

·隐形眼镜，隐形眼镜的卫生状况较差是结膜炎的另一诱因。

✳ 疾病防治

【预防】

·养成良好的卫生习惯，不要用手擦眼睛。

·经常洗手。

·避免共用毛巾、面巾和眼部化妆品。

·避免接触以前过敏的物质。

【治疗】以湿润的棉球或者纱布来擦除眼部分泌物可以缓解症状。

·药物治疗

抗生素眼药膏或者眼药水来治疗以消除感染。过敏性结膜炎可以用抗组胺眼药水进行治疗。

斜视

所属部位：眼	多发人群：所有人群
就诊科室：眼科	传 染 性：无传染性

在正常情况下，双眼眼球可一起运动，同时看同一个方向，这是正常视力的基础。当双眼是不一致的，眼肌的不协调运动使得每个眼看不同的方向。例如，当一个眼向前看时，另一眼向左或是右（上或是下）看，这种情况医学上称为斜视。

✳ 主要症状

对于孩子来说，斜视可能会一直存在，也可能变化不定。对于成人来说，出现斜视后除了有不协调的眼部运动外，大部分患者还会有复视，有时候还伴有深度知觉障碍。

✳ 危险因素

先天性的。可引起斜视的潜在病因包括糖尿病、高血压、颞动脉炎、脑损伤、多发性硬化和重症肌无力。

✳ 疾病防治

戴眼镜。
手术治疗。

视网膜脱落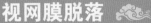

所属部位：眼	多发人群：所有人群
就诊科室：眼科	传 染 性：无传染性

视网膜脱落就是视网膜与脉络膜脱落。视网膜下部的血管为眼球提供氧气和营养物质。在大部分患者中，视网膜前方出现裂孔，玻璃体液进入到视网膜和脉络膜之间的空隙，这样就导致了视网膜脱落。

✳ 主要症状

早期症状有闪光感和眼前黑影飘动。随着病情的发展，周边视觉可能会受到影响，感觉就像有紫色或黑色窗帘挡住了患眼一样。如果视网膜脱落不加以治疗，大部分视野将缺失，剩余视觉会越来越模糊。

✳ 危险因素

近视的人患视网膜脱落的风险较高。其他危险因素还有外伤和因白内障而摘除晶体者。

✳ 疾病防治

在视网膜脱落发生前如果医生发现了视网膜裂孔，就会通过冰冻术或激光光凝术来修复。如果已经发生了视网膜脱落，医生会建议行巩膜扣带术治疗。

青光眼

所属部位：眼	多发人群：所有人群
就诊科室：眼科	传 染 性：无传染性

青光眼是一类损伤视神经并可以导致失明的眼科疾病。其中的一种最普遍的类型是慢性开角型青光眼，它发展缓慢，通常需要多年的发展。

✳ 主要症状

慢性开角型青光眼的早期并没有明显的症状。然而随着病情的发展，视神经开始受损，盲点开始出现，尤其在周边视野。虽然正前方的物体看得很清楚，但是周边的事物并不能看到。渐渐地视野会越变越窄直至失明。

急性闭角型青光眼会突然没有征兆的发作。症状有眼睛充血、视物模糊、胀痛、头痛、眩光或虹视以及恶心、呕吐。这种类型的青光眼属于医学急症，需要立即进行医学处理，降低眼压。

✳ 危险因素

有青光眼或糖尿病家族史、近视、年龄超过60岁，那么发生青光眼的风险将会增加。

✽ 疾病防治

早期发现和早期治疗是最好的控制青光眼的方法。尽管慢性闭角型青光眼对视神经的损害是永久性的，不可恢复，但是药物或手术治疗通常可以减慢或阻止病程的发展。

对于那些不能用药物控制的慢性开角型青光眼患者，医生会用激光来改变房角结构使房水的循环通畅。

对于急性闭角型青光眼的急诊治疗一般采用可靠的、无痛的手术——虹膜切开术。

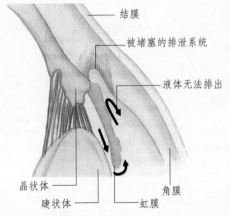

结膜

被堵塞的排泄系统

液体无法排出

晶状体

睫状体

虹膜

角膜

房水位于角膜和虹膜之间，在堵塞的情况下，房水无法循环、眼压增高，造成青光眼。

巩膜炎

所属部位：眼部	多发人群：30~60 岁的人
就诊科室：眼科	传 染 性：无传染性

巩膜炎是巩膜（眼的白色部分）发生炎症。巩膜炎较为少见，而且有时候伴随着风湿性关节炎或是消化系统疾病如克罗恩病。

❋ 主要症状

巩膜炎的症状包括一处或是多处暗红色斑块，炎症分布广，眼白部分发红，眼部钝痛。如果炎症发生在眼后部，视力可能受到损害。

❋ 疾病防治

轻度或中度的巩膜炎患者通常需要用抗炎药物如皮质类固醇类，使用滴眼液或是口服片剂。病情严重时，医生可能会开免疫抑制药物，其可减轻异常的免疫反应，缓解炎症。如果巩膜穿孔，需要外科手术修补损伤。

❋ 饮食调养

平素应避免过食辛辣肥甘滋腻之品，热盛毒甚者，更宜忌食腥发之物，应多食素淡果品之类，以清利明目。多食清润之品，使大便通畅，有助于导火邪下行。

白内障

所属部位：眼	多发人群：40~50 岁的人
就诊科室：眼科	传 染 性：无传染性

白内障是由晶状体浑浊引起的，即晶体的纤维蛋白聚集，并且随着浑浊的加深阻止光线穿过晶状体到达视神经。可分为先天型白内障（即出生时就存在或从儿童时期开始发展）、年龄相关性白内障（于 40 岁或 50 岁时开始发病）、继发性白内障（一般是由慢性病所引起，如糖尿病）、创伤性白内障（一般是由于眼外伤引起的）。

✳ 主要症状

最常见的症状包括视物模糊、变形或复视，对阳光、灯光、汽车前灯等光线敏感，有光晕或虹视，夜视力下降，视物颜色变淡。

✳ 危险因素

临床医生认为以下因素可以增加白内障的发病风险，这些因素包括吸烟、光照、血糖控制不佳、长期应用激素类药物（一般用于抑制慢性病的炎症反应，如风湿性关节炎）。

✳ 疾病防治

【预防】保持血糖稳定有助于预防由糖尿病引起的白内障。良好的产前护理能够减少感染所致的遗传性白内障的风险。

· 自然环境

中午在户外的时候，戴太阳镜和宽檐帽可以减少眼睛暴露于阳光的机会。不要吸烟，并且避免接触二手烟。

· 营养

食用富含抗氧化剂的食物能预防白内障。抗氧化剂，尤其是叶黄素、维生素 C 和硒能降低患白内障的风险。食品补充剂或者在绿叶蔬菜、柑橘类水果、谷物和海产等食品中都含有此类营养成分。

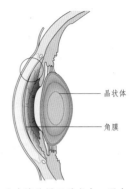

晶状体

角膜

白内障的矫正手术中，要在角膜的边缘处（画圈处）开一个微口。这种微小的创口可以不经缝合而自动愈合。

【治疗】外科手术是治愈白内障的唯一方法，但是并不总是必需的，尤其是在白内障较轻微时，视力辅助装置有助于改善视力。好消息是再怎么晚的手术也不算迟。由白内障导致的视力长期受损并不会降低手术的有效性。

黄斑变性

所属部位：眼	多发人群：50岁以上人群
就诊科室：眼科	传染性：无传染性

　　黄斑变性是一种累及视网膜黄斑的变性眼疾。黄斑是视网膜中最重要的部位，控制人体白天所有的视力，主管视力和中心视野。黄斑区的视神经细胞一旦被破坏，视力便永久受损，因此，由黄斑变性导致的失明比白内障等致盲疾病更为严重。

✳ 主要症状

　　视物模糊；视物变形，呈直线的物体变弯曲；看颜色可能会变淡；中心视野的盲点会发展很快。

✳ 危险因素

　　衰老是黄斑变性的最主要危险因素。

✳ 疾病防治

　　【预防】不要吸烟并避免接触二手烟，不要长期暴露于阳光下。富含抗氧化剂的蔬菜如菠菜和甘蓝，叶黄素和玉米黄质等可以降低患黄斑变性的风险。

　　【治疗】目前没有确切根治的办法，但是通过药物、手术、光动力学治疗可以延缓疾病的发展。

第十二章

皮肤、毛发和指甲疾病

皮肤是人体最大的器官，占人体总重量的7%。它也是人体与外界的分界线，保护人体不为外界有毒有害物质入侵及受热脱水。我们所谓的皮肤器官包括毛发、指甲和汗腺。

疖

| 所属部位：皮肤 | 多发人群：所有人群 |
| 就诊科室：皮肤科 | 传 染 性：无传染性 |

疖是毛囊（皮肤中长毛发的极小凹窝）被细菌，通常是葡萄球菌感染引起的化脓性炎症。疖很常见，常由于卫生条件差或抵抗力弱引起。痈是特别大的疖或是一组疖相互融合而成。

✱ 主要症状

疖开始时的症状有红、肿、热、痛。数天后肿块变大，触痛明显。当白细胞（对抗感染）、细菌和坏死的皮肤细胞聚集在一起时，肿块上出现白色或黄色的脓头，脓头破溃后有脓液流出。

✱ 危险因素

常由于卫生条件差或抵抗力弱引起。

✱ 疾病防治

在疖出现的早期每隔几个小时热敷或用温水、白醋浸泡可以加快疖的消退。采用抗菌剂外洗和口服非处方类抗生素以消除感染。脓头成熟后可以切开引流，排出脓液。口服抗生素。

疣

所属部位：全身	多发人群：青少年
就诊科室：皮肤科	传染性：有传染性

疣是由人类乳头瘤病毒引起的表皮良性赘生物。

✳ 主要症状

寻常疣是质地坚硬、表面粗糙的无痛性的赘生物，含有许多小黑点（小血管）。

✳ 危险因素

疣有几种不同的类型，每种疣由不同亚型的病毒引起。多数疣数年后能自行脱落。

✳ 疾病防治

大多数疣可以自行消退。最常见的治疗方法是采用非处方类除疣剂。但不用于治疗面部和生殖器部位疣。用胶带覆盖在疣上 6 天，然后用金刚砂轮或浮石磨平疣体，再用胶带覆盖。每 6 天重复一次至 2 个月或到疣体消失。这种治疗方法可以软化疣体和刺激免疫系统对抗病毒。因为此法无痛，因此特别适合用于儿童。如果这些自助的治疗方式无效的话，医生就会通过外科手术祛除。

传染性软疣

所属部位：全身	多发人群：所有人群
就诊科室：皮肤科	传 染 性：有传染性

传染性软疣是由病毒引起的皮疹，可通过间接和直接的身体接触（包括性接触）传染。病毒在皮肤上产生小的蜡样皮疹。儿童相对较易发生传染性软疣，成人多通过性传播。病毒可通过抓痕在身体各处传播。

✳ 主要症状

起初为与皮肤同色的质地坚硬的突起，后来逐渐变软和透明，在中央出现脐凹。有时，可流出干酪样或蜡样内容物。软疣可出现在面部、躯干、胳膊和腹部。当通过性传播时，软疣常见于生殖器部位及股上部。

✳ 危险因素

间接和直接的身体接触（包括性接触）传染。

✳ 疾病防治

❶用高频电产生的热（电烙术）或液氮产生的冷（低温外科）破坏皮疹以杀死皮疹中的病毒。

❷免疫力低下者可以用抗病毒药物对抗感染。

鸡眼和胼胝

所属部位：四肢	多发人群：所有人群
就诊科室：皮肤科	传染性：无传染性

鸡眼和胼胝是由于持续挤压和摩擦引起的皮肤角质层过度增生。鸡眼常见于脚趾尖、边或两趾之间。胼胝是大面积的皮肤角质层增生，常见于脚掌、脚跟或大脚趾，也可见于手掌或指尖。一般由于穿新的或不合脚的鞋引起。

✳ 主要症状

鸡眼和胼胝底下的组织有触痛。胼胝处血液循环不良可引起深层组织溃疡。

✳ 疾病防治

经常赤足和用特殊的保护性鞋垫可减轻脚底鸡眼或胼胝处的压力。含有水杨酸的垫子可帮助溶解增厚皮肤。使用保湿剂可软化足或手部的胼胝。如果这些措施不奏效，医生就会对其进行修剪或者用强化学物质溶解鸡眼或胼胝。

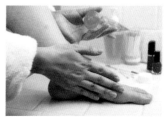

鸡眼可以通过浸泡足部，在皮肤软化时用磨石来治疗。局部用药，如水杨酸也能用于鸡眼治疗。

皮炎

所属部位：全身	多发人群：青年人
就诊科室：皮肤科	传染性：有传染性

皮炎是皮肤的炎症，其起因大致可分为机械性、化学性、真菌性、寄生虫性、过敏性等因素，但绝大部分的皮炎病因不明。很多种型的皮炎也称为湿疹。

✳ 主要症状

皮炎的皮肤经常干燥、瘙痒、发红，还可能脱离、起鳞屑或水疱。有时，皮炎能导致面部、前臂上出现小的肿块（丘疹）或小且粗糙的肿块。在严重的情况下，皮炎可引起水疱、皮肤颜色加深（色素沉着），持续搔抓和摩擦从而导致皮肤增厚（苔藓样变），持续搔抓可引起细菌感染。

✳ 危险因素

- 婴儿。
- 过敏史。
- 敏感皮肤。
- 接触刺激性肥皂和其他化学物质。
- 接触刺激性植物。
- 紧张。

✳ 疾病防治

使用液体清洁剂（肥皂和水的替代物）来清洁和润滑皮肤。局部使用高浓度皮质类固醇类制剂以加快愈合，睡前口服抗组胺药减轻瘙痒、帮助睡眠。乳膏或软膏可减低皮肤油脂分泌。皮肤有细菌感染，用抗生素。

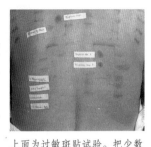

上面为过敏斑贴试验。把少数的常见的可以产生过敏反应的物质涂抹在皮肤上，结果出来后就可以知道是由哪种过敏性物质引起的皮肤炎症。

对轻度的婴儿湿疹，不要使婴儿太热，不要给婴儿穿太多衣服。给婴儿穿干净的棉质衣服。不要在婴儿皮肤上用未经儿科医生同意的或推荐的增湿剂。用医生推荐的抗组胺药来阻止组织胺的释放。

重度的婴儿湿疹常用局部用的皮质类固醇类药物来减轻炎症，从婴儿的食谱中去除可引起湿疹的食物，如牛奶、麦片、橘汁、鸡蛋、坚果和巧克力等。

常用的治疗药物有：软化剂（软化剂可以为皮肤保持水分）、皮质醇药膏（皮质醇药膏可以有效地减轻炎症）、类固醇药膏（它很湿润，可以保持水分，对于湿疹的治疗非常有效）、抗生素药膏（这种药膏对于感染很有效，尤其是和类固醇药膏一起使用）、类固醇药物（这种药物很少让湿疹病人使用，除非是极其严重的病人）。

银屑病

所属部位: 全身	多发人群: 10 ~ 30 岁
就诊科室: 皮肤科	传 染 性: 无传染性

银屑病是表皮基底细胞（最外层细胞）增殖加速，在皮肤表面引起死亡表皮细胞蓄积的皮肤疾病。

✳ 主要症状

症状包括皮肤上出现粉红或红色丘疹，上覆盖白色或银白色鳞屑。最易受影响的部位是膝部、肘部和头皮。

✳ 危险因素

银屑病的发生常常由精神紧张、皮肤损伤（例如严重晒伤）、摄入过量酒精、某些药物因素等引起。有家族遗传倾向。

✳ 疾病防治

银屑病是无法治愈的慢性疾病，但对银屑病发作通常可以通过治疗得以清除。如果你患有银屑病，应查明并避免诱因。阳光和紫外线照射可以减轻银屑病。窄谱中波紫外线比标准紫外线更有效。对银屑病的局部治疗包括非处方类或处方类药物治疗。

痤疮

所属部位：全身　　　　多发人群：青春期男女
就诊科室：皮肤科　　　　传 染 性：无传染性

痤疮是由于毛囊和皮脂腺发炎引起的一种常见皮肤病。皮脂腺产生一种叫作皮脂的油性物质来润滑皮肤。皮脂如果产生过多就会堵塞毛囊，形成黑头和白头。正常生活在皮肤上的细菌随后侵入堵塞的毛囊中，并在里面快速繁殖，引起红色、化脓的肿块称为丘疹。

✳ 主要症状

痤疮好发于面部，也可见于颈部、背部、胸部、臀部，偶见于上臂和大腿。经常是此消彼长，在皮肤上留下可褪去的黑色或紫色斑点。

✳ 危险因素

痤疮常见于青春期，因为此期男孩和女孩身体内的雄激素增多，刺激皮脂腺分泌皮脂。尽管许多人在后来还会出现痤疮，但痤疮通常是在 20 岁左右消失。

✳ 疾病防治

对于轻度痤疮，要保持皮肤清洁，不要挤压。用柔和的含有抗生素的香皂一天 2 次清洗皮肤。不要频繁清洗，除非皮肤很脏或油腻。不用保湿剂，必须时少量使用医生推荐的保湿剂。不要用化妆品，如果必须用时用水性化妆品而且要完全卸妆。油性皮肤需用去屑洗发香波，不用油性护发产品。

对痤疮的治疗方法：减少皮脂分泌；杀死皮肤有害菌；加速皮肤细胞脱落（去除角蛋白——皮肤最外层的主要组成物质）。这些方法可以减轻痤疮，减少瘢痕。

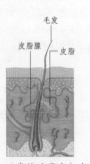

毛发
皮脂腺
皮脂

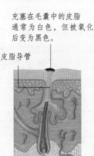

充塞在毛囊中的皮脂通常为白色，但被氧化后变为黑色。
皮脂导管

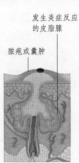

发生炎症反应的皮脂腺
脓疱或囊肿

正常的毛囊中包含皮脂腺。腺体将起润滑作用皮脂释放到毛囊里，有时也可释放到皮肤表面的毛孔中。

皮脂在导管中蓄积，并有可能阻塞导管，在皮肤表面形成白色的粟粒疹。与空气接触后它可以变硬变暗，最终形成黑头。

皮脂在黑头的下面继续蓄积，形成皮肤表面的脓疱或囊肿。腺体被细菌感染又进一步引发炎症反应。

酒渣鼻

所属部位：鼻	多发人群：30~50 岁的中年人
就诊科室：耳鼻喉科	传 染 性：无传染性

酒渣鼻是面部（常见于面颊、鼻子和前额）小血管数周或数月内扩张引起的皮肤疾病。

✹ 主要症状

整个面部发红或只有一条或一片区域红。受影响的皮肤上可出现小脓疱或丘疹。鼻子扩张成球状，增厚、形成瘤状赘生物。并发眼部感染结膜炎。

✹ 危险因素

可能和以下因素有关：遗传因素、环境因素、免疫系统或血管疾病、毛囊中的虫螨、幽门螺杆菌。皮损可由热，含咖啡因的食物、饮料、酒精，光照，应激，锻炼，冷风，热水浴引起。女性易得，但男性比较严重。

✹ 疾病防治

不能治愈，只能治疗症状和改善外观。可局部使用或口服抗生素如克林霉素、多西环素、红霉素或甲硝唑。磺胺醋酰被推荐用于治疗结膜炎。红色扩张的血管和肥大性酒渣鼻可用激光手术或脉冲光来治疗。

荨麻疹 ⟨⟩

所属部位：全身　　　　　多发人群：所有人群
就诊科室：皮肤科　　　　传 染 性：无传染性

　　荨麻疹是皮肤上红色、发痒的肿块，一般认为是轻型的过敏反应，有时以一个苍白的肿块为中心连成片形成一个大的不规则的斑块。荨麻疹的发展很迅速，有时只需要几分钟的时间就能出现在身体的任何部位，可能只有一块，也可能发生在全部皮肤的表面，持续的时间从几分钟到几小时不等。通常荨麻疹不需要要治疗，可以自行消失。

✱ 主要症状

　　表现为时隐时现的、边缘清楚的、红色或白色的瘙痒性风团，俗称风团。

✱ 危险因素

　　常见致病因素有：

· 食物（鱼、虾、牛奶、啤酒等）。

· 植物（荨麻、漆、花粉等）。

· 药物（青霉素、血清、呋喃唑酮等）。

· 肠寄生虫（蛔虫、蛲虫等）。

· 物理因子（冷、热等）。

此外感染、病毒、细菌真菌、胃肠功能紊乱、内分泌紊乱、全身性疾病（风湿热、系统性红斑狼疮等）、精神紧张等亦可成为荨麻疹的致病原因。

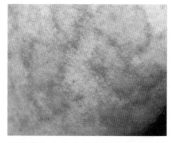

荨麻疹是皮肤上出现的具有瘙痒的红色、白色或者肉色的卵圆形条痕，它的发生是由于皮肤内的免疫细胞即肥大细胞释放组胺引起的，组胺是一种能引起炎症的化学物质。荨麻疹通常在数小时内或数日内自动消失。

✳ 疾病防治

在多数情况下，荨麻疹可在数小时后自行消退。如果是由对特殊食物、植物或药物过敏引起的，你可以查明变应原并在以后避开这些变应原。对添加在许多食品中的食品染色剂过敏可能难以鉴别和避免。做皮肤试验可以鉴别出变应原。推荐用抗组胺药物来控制症状。有时，荨麻疹可以顽固不愈或治疗后复发。

✳ 警告

如果荨麻疹伴有呼吸困难或者喉头肿胀或者胸部紧迫，应立即去最近的医院。这种致死性的突发情况是一种过敏反应，被称为过敏性休克，需要立即进行药物治疗。

基底细胞癌

所属部位：全身	多发人群：中年人
就诊科室：皮肤科	传 染 性：无传染性

基底细胞癌是最常见的皮肤肿瘤。当皮肤长时期受到强烈阳光照射后，皮肤下面的细胞就会被破坏，变成肿瘤细胞。

✳ 主要症状

开始时皮肤出现一个肉色的有时是珍珠色的伴有扩张的血管的小肿块。肿瘤生长缓慢，慢慢变得边缘发硬、中央破溃（溃疡）、露出湿润的血管。溃疡可以结痂，看起来像在愈合，但会复发。

✳ 危险因素

长期日晒、砷剂、大剂量 X 线照射、煤焦油衍生物、烧伤、瘢痕和慢性炎症等。

✳ 疾病防治

基底细胞癌可以通过激光手术、冷冻(低温外科)、高频电（电灼术）、放射治疗来切除或破坏。对不宜进行手术的人，医生推荐使用局部外用乳膏（氟尿嘧啶或咪喹莫特）治疗表浅的皮肤肿瘤。

鳞状上皮细胞癌

所属部位：全身	多发人群：中老年人
就诊科室：皮肤科	传 染 性：无传染性

鳞状上皮细胞癌，常由于多年的强烈阳光照射引起皮肤下面的细胞破坏变成癌细胞。多见于暴露部位，如耳朵、手部和口部。

✱ 主要症状

症状常表现为皮肤上出现硬的、肉色的、表面发硬的肿块，肿块上逐渐出现牢固的鳞状物，有时看起来像疣或溃疡。

✱ 危险因素

住在南纬度或热带地区、常年在户外工作、皮肤较好、中年或老年人患皮肤癌的风险高。

✱ 疾病防治

大多数鳞状上皮细胞癌可以切除。其他治疗包括冷冻（低温手术）、高频电（电灼术）、放射治疗或莫斯手术。早期治疗，绝大多数鳞状上皮细胞癌可以完全治愈。

恶性黑色素瘤

所属部位：全身	多发人群：男性
就诊科室：皮肤科	传 染 性：无传染性

恶性黑色素瘤是最严重的皮肤肿瘤，它可以快速转移到全身。生产黑色素的细胞发生变化后可以产生危及生命的肿瘤。黑色素瘤常常由出生后形成的痣或斑，或看起来普通的非色素性皮肤发展而来。

✻ 主要症状

恶性黑色素瘤呈黑色或棕色，开始时为扁平状斑点或看起来像痣。不过黑色素瘤经常也会呈现其他颜色，如灰、红、蓝或白。有时恶性黑色素瘤中并没有黑色素的存在。黑色素瘤外形不对称，边缘参差不齐或模糊（正常的痣有明确的边缘）。黑色素瘤直径常大于0.6厘米，也可以比较小甚至极微地长在痣中。

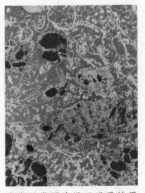

这张显微图片显示了恶性黑色素瘤引起的过多的黑色素（呈暗红色）。黑色素瘤已扩散到邻近的淋巴结。

✻ 危险因素

已知的恶性黑色素瘤诱因包括：皮肤颜色浅、持续暴晒的儿童、大量的黑痣。

✻ 疾病防治

【预防】减少在日光下暴露的时间、确保儿童不要在日光下暴露过久、减少因日光浴而受到的紫外线照射、注意观察儿童身上黑痣出现的任何变化，比如瘙痒和出血。

【治疗】手术切除（如果肿瘤细胞转移到身体其他部位），推荐做化疗或免疫疗法（增强免疫系统抗肿瘤细胞的能力），疫苗疗法，免疫疗法。

✻ 恶性黑色素瘤的四大类型

表浅散播型黑色素瘤：这一类型占总数的 70%。多发于男性的背部和女性的腿部。

结节型黑色素瘤：其表现为皮肤出现的结节和出血，通常多发于胸部和背部，且只在垂直方向上的扩散速度较快。

肢端型黑色素瘤：多发于手掌、脚底、指甲附近或指甲下，病灶部位出现褪色。

恶性黑色素瘤：外表为扁平的深棕色斑点，经常出现在有日光灼伤的老年人的面部。

白癜风

所属部位：皮肤	多发人群：所有人群
就诊科室：皮肤科	传 染 性：无传染性

白癜风是常见的皮肤脱色性疾病，好发于面部、手部、腋窝和腹股沟。可能是免疫系统错误地破坏皮肤中的黑色素生成细胞的自身免疫性疾病。色素脱失在深肤色人中更明显。

✳ 主要症状

不规则的皮肤色素脱失斑对称地出现在身体两侧。斑块可以增大，缩小或保持原来大小。因为缺少色素的保护，皮肤对阳光照射敏感。严重时，皮损可以出现在全身。

✳ 危险因素

可能与遗传因素、自身免疫因素、精神因素有关。

✳ 疾病防治

白癜风不能治愈。化妆品、阳光浴、皮肤染色、小范围的正常皮肤移植能加深色素脱失处的肤色。外用皮质类固醇类药物或光疗可以暂时缩小色素脱失部位面积。

脱发

所属部位：毛发	多发人群：青壮年
就诊科室：内分泌科	传 染 性：无传染性

脱发是指头发脱落的现象。病因多而复杂，但最常见的是脂溢性脱发，多见于青壮年男子。

✳ 主要症状

主要症状是头发油腻，如同擦油一样，也有焦枯发蓬，缺乏光泽，有淡黄色鳞屑固着难脱，或灰白色鳞屑飞扬，自觉瘙痒。若是男性脱发，主要前头与顶部的头发稀疏、变黄、变软，终使额顶部一片光秃或有些茸毛；女性脱发在头顶部，头发变成稀疏，但不会完全成片脱落。

✳ 危险因素

可能与维生素缺乏，脂肪代谢障碍、精神刺激等因素有关。

✳ 疾病防治

【预防】良好的卫生可以减少患头皮癣的机会。避免共用梳子和其他个人护理用品。控制情感压力的方法有助于预防脱发。这些方法包括放松技术、静思、瑜伽、引导意象和体育锻炼。

【治疗】对所有类型脱发症的治疗取决于脱发的病因。一些病因不需治疗，因为脱发是暂时的，如生育和更年期后头发变薄。

·手术

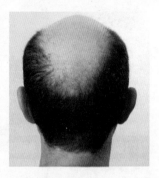

斑秃，或者男性型秃发，是最常见的脱发类型，影响着30％～40％的男性和女性。这种疾病使发际逐渐后退，并且通常是毛囊中激素变化的结果。

对于男性型秃发或者其他没有影响到整个头皮的脱发，头发移植手术是一个永久性的治疗。

·精油

对于患有斑秃的人，在头皮擦拭含有雪松木、薰衣草、迷迭香和百里香的香精油可有助于毛发生长。洋葱汁亦似乎是有益的。

·药物治疗

如米诺地尔、非那雄胺等。

根据秃发性质，遵医嘱外用适当药物。斑秃病人外用药后可在秃发区轻轻按摩数分钟。脂溢性脱发病人应忌食油腻、肥肉，多食水果、蔬菜及服维生素类药物。

毛囊炎

所属部位：皮肤	多发人群：所有人群
就诊科室：皮肤科	传 染 性：无传染性

毛囊炎是可以发生在皮肤或头皮的任何部位的毛囊感染。多数毛囊炎是由葡萄球菌通过除毛例如剃须、拔除、涂蜡祛除而引起。

✳ 主要症状

毛囊炎的特征性表现是接触细菌后 2 天内出现瘙痒性、肿块样的红色疹子。肿块逐渐变成深红色有触痛的结块（节结）或发展成小的、充满脓液的水疱。

✳ 危险因素

常见于免疫力低下或糖尿病患者。毛发的牵拉、搔抓、皮肤的浸渍、局部密封包扎、皮肤受损、经常接触焦油类物质，或长期应用焦油类软膏或固醇皮质激素药物，以及皮肤经常摩擦等，均可诱发此病。

✳ 疾病防治

症状轻的毛囊炎不需要治疗，因为感染可以自愈。外用局部抗生素乳膏或洗液消除细菌，口服或局部外用药物减轻瘙痒。如果症状严重，可口服抗生素治疗。

甲沟炎

所属部位：四肢	多发人群：所有人群
就诊科室：皮肤科	传 染 性：无传染性

甲沟炎是甲的基底或两边角质层或皮肤褶发生感染。感染通常由细菌或真菌引起，多见于长期双手浸泡在水中的人。由细菌感染引起的甲沟炎起病突然。真菌感染引起的甲沟炎疼痛不明显，发展缓慢，经常会转变成慢性病。

❋ 主要症状

皮肤或甲褶红肿、疼痛。角质层可以和甲床脱离，如果按压甲，会有脓液流来。当甲褶受到感染后，甲的一边就会有脓水疱形成。甲周围皮肤也可以感染。甲床被破坏和变形或使甲的颜色发生变化。如果有真菌感染，甲会变厚、变白和成粉状。

❋ 疾病防治

【预防】平时多注意甲周围皮肤的卫生，注意手指的保护，有微小创伤及时处理防治感染。

【治疗】可用抗生素治疗细菌性甲沟炎，抗真菌乳膏治疗慢性真菌性甲沟炎。如果有脓疱，需刺破脓疱排脓，以减轻疼痛和加速愈合。

第十三章

口腔疾病

不健康的口腔和牙齿会对人的全身健康敲响警钟。还有很多疾病会影响口腔的健康，预防则是关键。讲卫生以及定期看牙医，有助于保持口腔健康，减少医治的必要。

龋齿

所属部位：口	多发人群：所有人群
就诊科室：口腔科	传 染 性：无传染性

龋病是一种由口腔中多种因素复合作用所导致的牙齿硬组织进行性病损，表现为无机质的脱矿和有机质的分解，随着病程的发展而有一色泽变化到形成实质性病损的演变过程。是口腔主要的常见病，也是人类最普遍的疾病之一。

✳ 主要症状

在进食冷热酸甜食物时牙痛，口腔可能出现异味。

✳ 危险因素

细菌侵袭、口腔内的碳水化合物多、牙齿本身的形态不佳、矿化程度不足和组织结构差异、充足的时间等均与龋齿的发生密切相关。

✳ 疾病防治

每天正常刷牙、应用牙线以及正规的牙科检查和清洁；减少糖和黏性食物的摄入，避免吃零食；使用含氟牙膏和漱口水，饮用氟化水；不要让孩子躺在床上用奶瓶喝牛奶、果汁以及其他含糖的液体。

牙齿脓肿

所属部位：牙	多发人群：所有人群
就诊科室：牙科	传 染 性：无传染性

牙齿脓肿是位于牙齿根尖周围组织的脓肿，脓肿一般在龋齿仍在发展时形成，或当牙髓受到感染或坏死时形成，或者当牙龈明显萎缩（从牙齿表面离开）时形成（牙周病）。

✳ 主要症状

有持续性疼痛或跳痛，咀嚼时疼痛更为明显，颈部淋巴结可能有肿胀和压痛。如果脓肿扩散，受影响的一侧面部可能也会出现肿胀。脓肿一般会引起发热。

✳ 危险因素

龋齿、牙髓受到感染或坏死，牙龈明显萎缩。

✳ 疾病防治

药物治疗如抗生素防治继续感染，服用一些解热镇痛药（对乙酰氨基酚等）以减轻疼痛。去医院找牙科医生拔除严重感染的牙齿。

牙龈炎和牙周炎

所属部位：牙	多发人群：所有人群
就诊科室：牙科	传 染 性：无传染性

牙龈疾病，是支持牙床的组织发生的炎症和感染，一般分为两个阶段：牙龈炎和牙周炎。牙龈炎是疾病的早期阶段，只影响到牙龈组织。牙龈炎表现为牙龈红肿和刷牙时易出血。如果治疗得当，恢复口腔卫生，牙龈炎可以治愈。

✳ 主要症状

❶牙龈变红变软，出现光泽和水肿，容易出血。

❷有牙周袋形成，牙周袋内可有脓液溢出，牙齿不同程度松动。

✳ 危险因素

不良的口腔卫生；吸烟或咀嚼烟草；过于用力地刷牙或使用牙线，造成牙齿损伤；不良饮食；牙列不齐；不合体的牙冠、牙桥或其他牙齿矫正设施；糖尿病；青春期；怀孕；药物如口服避孕药和甾酮等。

✳ 疾病防治

牙龈炎和牙周炎的治疗方法是不同的。

牙龈炎的治疗

·漱口和使用凝胶。在正规刷牙和使用牙线的基础上使用含抗生素的漱口水和凝胶。

·牙科治疗。如果是牙列不齐造成的牙龈炎，建议实施畸齿校正术恢复牙列整齐。替换不合体的牙冠或其他牙齿校正设备，可以防止问题的复发。

牙菌斑和牙垢中的细菌刺激和感染了牙龈，形成牙龈炎，造成牙龈与牙齿的分离，暴露出牙根

牙周病的治疗

通过保持口腔卫生，结合牙科治疗措施，可以中止牙周病的进程。为了避免牙周病进一步加重，去垢和专业清洗的频次可能需要超过一年两次。

·药物。牙医采取口服和局部使用抗生素来治疗脓肿。

·手术。通过小手术可以清除牙龈下沾满细菌的牙菌斑和牙垢。如果感染到了骨组织，须手术清洁并重塑骨外形。

·拔牙。

·中医疗法。已经使用了上百年的中草药可以用来治疗牙周炎，它们可以抑制细菌的生长。

·蜂胶提取物。

·高压氧治疗。

口腔溃疡

所属部位：口	多发人群：女性，小孩
就诊科室：口腔科	传染性：无传染性

口腔溃疡是较为常见的无传染性溃疡，它们出现在口腔内壁（有时在舌头和牙龈上），从而暴露出溃疡底部的敏感组织。当压力大，疲乏或者生病而使机体免疫力下降时容易引起口疮。

✱ 主要症状

大多数溃疡面很小，呈淡黄色的斑点，周围是红色的边缘。溃疡通常单个发生但也可能发展成簇。

✱ 危险因素

局部创伤、精神紧张、食物、药物、激素水平改变及维生素或微量元素缺乏。系统性疾病、遗传、免疫及微生物在其发生、发展中可能起重要作用。

✱ 疾病防治

口腔溃疡一般不需要治疗。凝胶或软膏之类的非处方药品可以用来减轻溃疡引起的疼痛，并能保护暴露的组织直到痊愈。患有溃疡后要避免进食过热，辛辣或酸性的食物或饮料。

鹅口疮

所属部位：口	多发人群：婴幼儿
就诊科室：口腔科	传染性：有传染性

鹅口疮是新生儿时期经常见到的疾病，尤其是出生一周以后的早产儿。俗称"白口糊"，中医叫"雪口症"。是由白念珠菌感染引起的，是属于真菌的一种，也称霉菌。

✳ 主要症状

轻症可见口腔黏膜表面覆盖白色乳凝块样小点或小片状物，可逐渐融合成大片，不易擦去，强行剥离后局部黏膜潮红、粗糙、可有溢血，不痛，不流涎，一般不影响吃奶，无全身症状；重症则全部口腔均被白色斑膜覆盖，甚至可蔓延到咽、喉头、食管、气管、肺等处，可伴低热、拒食、吞咽困难。

✳ 危险因素

❶母亲阴道有霉菌感染。

❷奶瓶、奶嘴消毒不彻底，母乳喂养时，妈妈的奶头不清洁。

❸接触感染念珠菌的食物、衣物和玩具。

❹在幼儿园过集体生活，有时因交叉感染可患鹅

口疮。

❺长期服用抗生素，或不适当应用激素治疗。

✳ 疾病防治

❶产妇有阴道霉菌病的要积极治疗，切断传染途径。

❷婴幼儿进食的餐具清洗干净后再蒸10~15分钟。

❸哺乳期的母亲在喂奶前应用温水清洗乳晕；经常洗澡、换内衣、剪指甲，每次抱孩子时要先洗手。

❹对于婴幼儿的被褥和玩具要定期拆洗、晾晒；宝宝的洗漱用具尽量和家长的分开，并定期消毒。

❺幼儿应经常性地进行一些户外活动，以增加机体的抵抗力。

❻在幼儿园过集体生活的婴幼儿，用具一定要分开，不可混用。

❼应在医生的指导下使用抗生素。

❽注意病儿口腔的清洁，指导喂服，加强个人卫生。喂乳前后用温水将乳头冲洗干净，喂乳后再给婴儿喂服少量温开水。

❾观察病儿口腔黏膜及舌面白屑的增减及吮乳情况。若见病儿烦躁、口臭、流涎、便秘，吮乳时啼哭、吞咽、呼吸困难时，应及时送往医院处理。发热者，定时测量体温，给予物理降温，喂服淡盐水或温开水。

口腔扁平苔藓

所属部位：口	多发人群：中老年妇女
就诊科室：口腔科	传 染 性：无传染性

是一种可以侵袭口腔内壁的皮肤疾病。患有口腔扁平苔藓的人半数以上也患有皮肤扁平苔藓。引起扁平苔藓的原因不明，但是它似乎是因免疫系统功能的低下而引发的。

✳ 主要症状

症状通常不易被察觉，可能只有口腔内壁增厚或变硬。在少数病例，症状可以包括由小而苍白的脓疱逐渐形成一个薄薄的白色边缘的网状物或者稍隆起的红色斑块（通常在腮内壁上或者舌头边上）。你可能会有口腔溃疡并有口干和嘴里有金属味。

✳ 危险因素

病因不明，目前一般认为发病可能与神经精神障碍、病毒感染或自身免疫有关。

✳ 疾病防治

本身的情况不能被治愈。医生可能会开局部或者口服皮质类固醇来减轻炎症或者缓解疼痛。

口臭

所属部位：口	多发人群：所有人群
就诊科室：口腔科	传 染 性：无传染性

口中发出的令人反感的气味称为口臭。这种气味的产生可能是因为食用了有刺激性气味的食物，如大蒜；或是一些健康问题带来的症状，如口腔或其他部位的感染或者胃肠道存在解剖结构问题。也可能是吸烟或服用特殊药物带来的副作用。

✳ 主要症状

口中发出令人反感的气味。

✳ 危险因素

·进食有强烈味道和气味的食物。

·口腔卫生不良。

·因缺少唾液引起的口腔干燥综合征也会造成口臭。

·也可能是一些药物带来的副作用，如治疗糖尿病时注射的胰岛素、吸入性的麻醉药和副醛等。

✳ 疾病防治

【预防】保持口腔卫生。一天刷牙两次，使用牙线一次。刷洗舌头可以清除覆盖在其表面的食物和细菌。抗菌的漱口水有助于降低龋齿和牙龈病的患病风险。

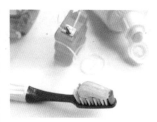

定期看牙医，检查清洗牙齿、确定有无龋齿或其他造成口臭的口腔卫生问题。

保持良好的口腔卫生和定期口腔检查是预防口臭的必要措施。

每天定时喝水，通过洗去食物的残渣和细菌，有助于预防口臭。

避免吸烟、饮酒和食用引发口臭的食物，如洋葱和大蒜。

【治疗】使用薄荷或漱口水可以暂时去除口臭，真正能够消除口臭的办法是确定并处置其潜在的病因。

✱ 注意

口臭并不可怕，只要查明原因是可以治疗的。首先考虑口臭是口源性还是非口源性的，对于不能排除与口臭相关的因素，如呼吸系统疾病（鼻腔、上颌窦、咽部、肺部的感染与坏死）、消化系统疾病（胃炎、胃溃疡、十二指肠溃疡、胃肠代谢紊乱、便秘等）、实质脏器损害（肝衰、肾衰）及糖尿病性酮症、尿毒症、白血病、维生素缺乏等，则应该先对这些疾病进行局部或全身的系统治疗。

颞下颌关节综合征

所属部位: 口	多发人群: 女性
就诊科室: 口腔科	传 染 性: 无传染性

有多种原因可以造成下颌关节感觉不适及活动困难: 面部肌肉疼痛, 主要是控制下颌活动的肌肉疼痛; 关节脱臼或关节其他结构出现异常; 关节退行性病变。这些表现综合起来, 就是所谓的颞下颌关节综合征。

✱ 主要症状

下颌或颈部疼痛、耳部附近疼痛、张口时出现咔嗒声或扑扑声、头痛等。

✱ 危险因素

· 女性。

· 下颌骨外伤。

· 颞下颌关节炎。

· 压力。

✱ 疾病防治

【预防】保护下颌防止受伤和控制压力可以减少疾病发展的风险。参加篮球、足球和曲棍球等身体接触性运动时, 应佩戴牙套。包括瑜伽、锻炼、按摩和静思等多种方法都可以有效缓解压力。

【治疗】

· 水疗法

受伤后用冰块冷敷下颌，有助于缓解肿胀。随后，定期每日热敷可以改善活动范围，增进循环，缓解疼痛。对于非下颌外伤造成的，热敷也有一定作用。

· 夹齿板

可以安装在上部或下部牙齿上的牙齿矫形器，用以减少或消除牙齿咬合。佩戴夹齿板有时会令下颌不适。如果出现这种情况，应停止使用夹齿板，并通知你的医生。

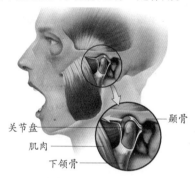

颞骨

关节盘

肌肉

下颌骨

颞下颌关节是下颌骨与颅骨相连的关键。疼痛通常由韧带、肌肉和关节内软骨出现异常引起。

· 药物

非甾体抗炎药可以缓解疼痛。肌松剂可以扩大下颌运动范围。

· 其他治疗

· 营养

· 运动和锻炼

磨牙与紧咬牙

所属部位：口	多发人群：45 岁以上男性
就诊科室：口腔科	传 染 性：无传染性

牙齿咬合面之间不自主地磨动或紧咬牙齿，称为磨牙症。多发生于睡眠时，也可能是白天因为压力造成的习惯性动作。

✳ 主要症状

磨牙发出响亮的声音可能影响到寝伴的休息。其他症状包括下颌疼痛、清醒后的头痛、牙痛、面部疼痛和部分牙齿的咬合面脱落。

✳ 危险因素

磨牙多数是由于压力、焦虑、紧张、压抑愤怒、挫折、好胜或多动的性格等因素引起。其他原因包括上下齿间异常的咬合，造成部分上下齿间的相互挤压。

在儿童中，顶部和基部的牙齿间对合不良也会引起磨牙。紧张、生气、过敏、对耳朵痛或牙痛的反应等，也是引起磨牙的原因。

✳ 疾病防治

【预防】采取放松技术如瑜伽、静思和按摩来减轻压力，有助于预防磨牙和紧咬牙。及时纠正牙列弯曲或牙齿缺失等问题，对预防磨牙和紧咬牙也有作用。

【治疗】治疗目的在于降低磨牙和紧咬牙的影响，缓解其造成的不适。

·口腔防护器

指在睡眠时佩戴在上下齿上的有弹性的塑料装置。护牙器吸收了下颌咬合时带来的压力，防止上下齿间的相互研磨，可以由牙医根据患者情况量身定做。

·咬合夹板

该装置主要佩戴在上齿。有些咬合夹板设计用于松弛下颌，有些则是通过抬起上下齿防止其发生接触，由此减少磨牙。

·针灸

这种治疗可以缓解与磨牙有关的肌肉紧张度。

·牙科手术

·放松

作为辅助治疗措施，应当注意及时处理日常生活中遇到的压力，注意每天经常要放松面部肌肉。

·生物反馈

夜间睡眠时使用的生物反馈装置，可以在下颌肌肉紧张时发出信号提醒患者，减轻磨牙和紧咬牙的症状。

·咨询专业医生

口腔癌

所属部位：口	多发人群：45 岁以上男性
就诊科室：口腔科	传 染 性：无传染性

口腔癌是发生在口腔和咽部的进展迅速的疾病。男性的发病率比女性高 1 倍。

✳ 主要症状

牙龈和唇部出现的无法治愈的肿块，口腔内出血或持续疼痛，都是口腔癌的症状。最常发生在唇部和舌头上。

✳ 危险因素

多数口腔癌是由烟草引起。香烟、雪茄、烟斗产生的烟雾和热量刺激口腔组织。嚼烟叶和吸鼻烟时，其中的化学物质同样起着刺激作用。

✳ 疾病防治

【预防】各种形式的戒烟和控酒可以显著降低发生口腔癌的风险。其他重要的预防措施包括一天刷牙两次，每天使用牙线，定期接受牙医检查，防止皮肤受到过度日晒等。

【治疗】治疗取决于癌症的分期和是否复发。

癌症分期根据肿瘤的大小、是否侵入颈部淋巴结及其侵犯范围，以及是否超出口腔范围等因素来判断。

· 手术

应当切除癌症及与其相连的一定范围的正常组织。所有被癌症侵入的淋巴结必须予以清除。如果不得不切除部分口腔组织和唇部，则后期需要实施整形修复手术。

· 放疗

放疗包括在肿瘤部位采取外部特殊射线照射，或在口腔肿瘤组织内注射放射性药物等，可以杀灭癌细胞。

· 高温疗法

这种试验性的治疗方法是采取一台产生热能的机器杀灭癌细胞，缩小肿瘤（癌细胞较正常细胞更容易被热能破坏）。

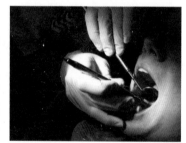

口腔癌是发生在口腔和咽部的进展迅速的疾病。男性的发病率比女性高1倍。

· 语言疗法和作业疗法

当口腔癌或手术造成语言能力受损时，需要进行语言疗法。当吞咽能力受到影响时，采取作业疗法是有效的。上述治疗的目的在于恢复患者的语言和吞咽功能，或学会新的方法以实现上述功能。

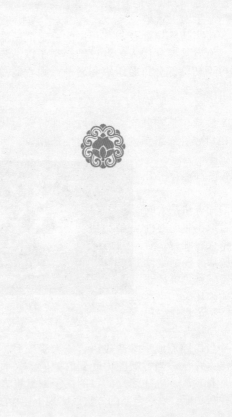

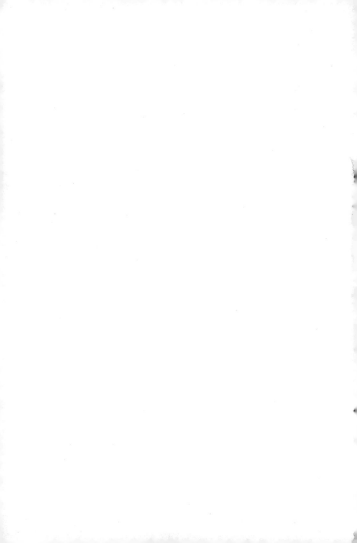